책임 한계의 고지

기공과 기타 에너지 힐링 기법들은 여러 가지 긍정적이고 인상적인 결과들이 보고되고는 있으나 이 분야는 아직 실험 중인 상태에 있다. 그러한 관점에서 본 서적의 모든 내용들은 효과를 약속하거나 어떤 결과를 보증하는 것이 아니다.

저자들과 출판사는 본 서적을 통해 의학 심리학 법률 등등의 모든 분야에 있어서 전문적 조언을 제공하지 않으며, 다만 저자들의 견해와 경험에 대한 내용을 기술했을 뿐이다. 그러므로 자신의 건강과 안전에 대한 모든 책임은 독자가 진다.

본 서적에 제시된 의견과 정보는 의학적 심리학적 관리를 대체하기 위한 것이 아니며 만일 이러한 관리를 받고 있는 경우라면 이를 사용하기 전에 담당 전문가와 상담을 권한다.

저자들과 출판사는 본 서적의 내용 전체나 또는 일부를 사용함으로써 직접적 또는 간접적으로 발생할 수 있는 모든 결과에 대해서 책임을 지지 않음을 고지한다.

기공과 에너지 힐링

기공과 에너지 힐링

펴낸날 | 초판1쇄 2017년 4월 3일
지은이 | 최철호, 이미애
기획 | 박한진
편집·디자인 | 박기주
펴낸이 | 박기주
펴낸곳 | 다크아트
주소 | 인천 중구 하늘별빛로 86
Tel | 010-5683-9007
Fax | 0303-3446-9075
Homepage | http://www.darkart.co.kr
Email | darkartpublication@gmail.com

이 책은 저작권법에 따라 보호받는 독창적인 저작물이므로 무단전재와 무단복제를 일체 금하며, 이 책의 내용 전부 또는 일부를 이용하려면 반드시 저작권자와 다크아트의 서면 동의를 받아야 합니다.

● 잘못 만들어진 책은 서점에서 교환해 드립니다.

ISBN 979-11-959551-8-3 (13510)

값 45,000원

이 도서의 국립중앙도서관 출판예정도서목록(CIP)은 서지정보유통지원시스템 홈페이지(http://seoji.nl.go.kr)와 국가자료공동목록시스템(http://www.nl.go.kr/kolisnet)에서 이용하실 수 있습니다. (CIP제어번호 : CIP2017007202)

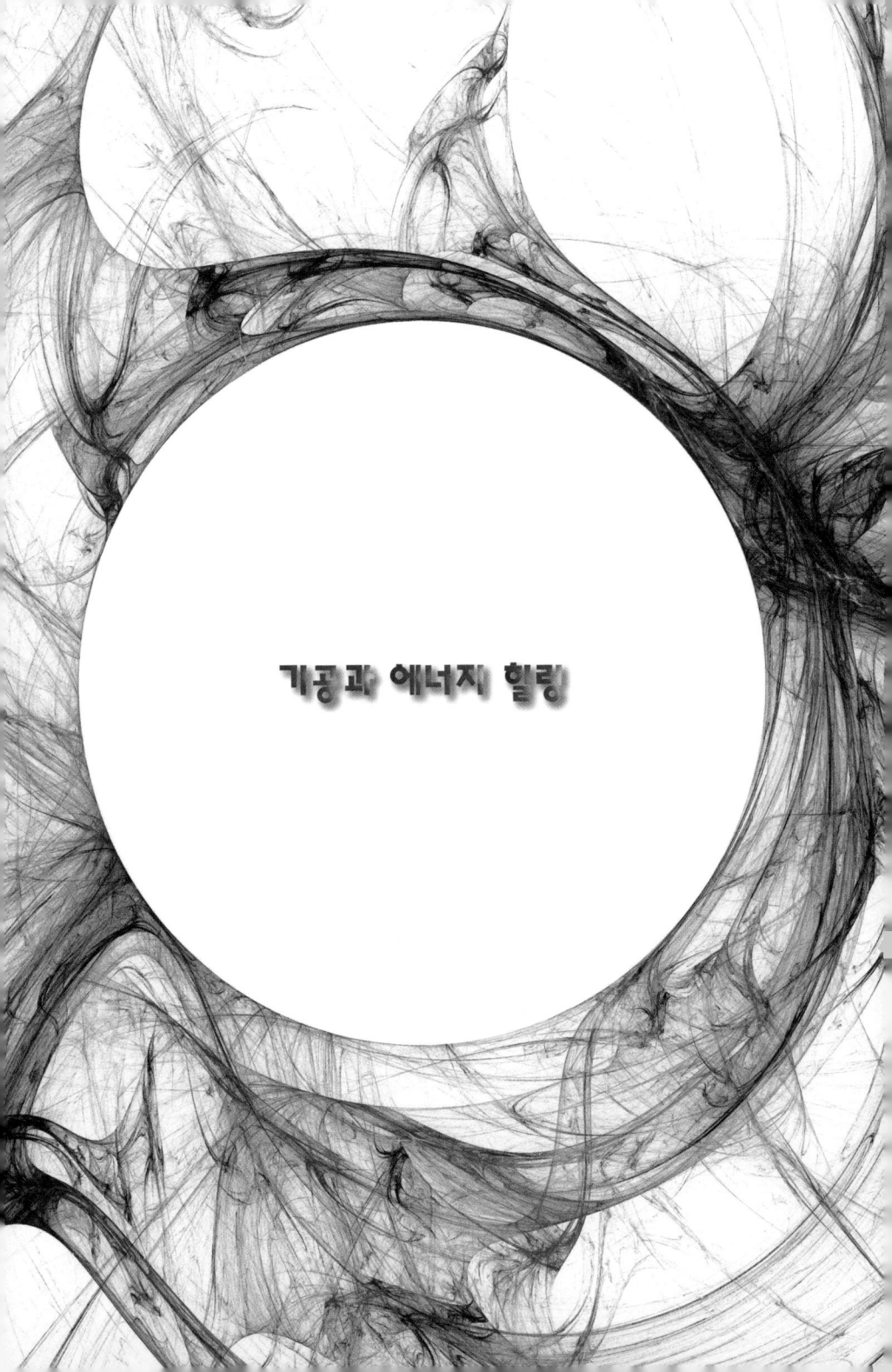

기공과 에너지 힐링

CONTENTS...

서문 | 12

Ⅰ. 의식 조절 ····· 14

1. 마인드 컨트롤 | 15
2. 울트라 마인드 | 17
3. 정심도야 | 18
4. 마인드 포스 | 20
5. 헤미싱크 | 21
6. 실천법 | 27
7. 사용법 | 49
8. 기공과 뇌파 변화 | 55

Ⅱ. 자발공 ····· 63

1. 신체 모델 | 65
2. 적용 기법 | 67
3. 빙의 현상 | 69

Ⅲ. 중맥 개발 ····· 72

1. 수숨나 | 72
2. 차크라 | 73
3. 특수혈 개방 | 79

Ⅳ. 심령 중추 ·········· 85

1. 송과선 | 85
2. 황도 심령망 | 86
3. 태양공 | 87
4. 옴진동 | 88
5. 전진도 용문파 영보통지능내공술 성공 | 89
6. 오라 리딩 | 90
7. 클레어보이언스 | 96
8. 클레어센션스 | 104

Ⅴ. 심상기공 ·········· 114

1. 상상기공 | 114
2. 망상기공 | 116
3. 공상기공 | 118

Ⅵ. 고층차기공 ·········· 121

1. 삼계 모델과 7중 구조 | 121
2. 마법 3대 에너지 | 129
3. 상사가지법 | 134

Ⅶ. 시공 에너지 체크 ·········· 136

1. 경락극성역전 | 136
2. 에너지 독소 | 136
3. 근반응 체크 | 138
4. 에너지 풍수 | 139

VIII. 형상 에너지 ····· 156

1. 신성 기하학 | 156
2. 크리스탈 그리드 | 159

IX. 에너지 힐링 ····· 160

1. 팔괘의구 | 160
2. 관음대법 | 162
3. 하트 앤 소울 에너지 테라피 | 164
4. 리모트 워크 | 172
5. 사이킥 리딩 | 173
6. 리모트 디포제션 | 175
7. 기문둔갑 침법 | 176
8. 오행 아로마 | 185

X. 주천공 ····· 194

1. 자오주천 | 195
2. 전신주천 | 199
3. 묘유주천 | 213
4. 황도주천 | 215
5. 내단출태 | 222

XI. 성 에너지 수행 ····· 233

XII. 기공 수행법의 분류 ····· 237

XIII. 무심행 ····· 247

결어 | 250

서문

　지능기공이란 기존의 건강을 위해 행하는 양생기공과는 달리 건강한 사람이 본래 가지고 있는 지력이나 능력을 최대치로 활용하도록 해주는 기공술을 말한다.
　어떤 경우에는 그렇게 개발된 한 사람의 지력과 능력이 너무나도 뛰어나서 마치 초자연적인 능력, 초능력 같아 보이기도 한다. 그래서 사람이 가지고 있는 지력과 능력 중에서도 이러한 초상적인 부분의 개발을 중시하는 기공을 특이공능 기공이라고 한다.
　그러므로 지능기공은 노래를 잘하는 가수가 좀 더 노래를 잘하게 하거나 그림을 그리는 화가가 좀 더 섬세하게 자신의 작품세계를 표현하게 구현할 수 있도록 해주는 기공이고 특이공능기공은 거기서 더 나아가 기공사가 기를 매개로 자신을 둘러싸고 있는 주위공간의 영향을 미치는 것이다. 이 책에서는 그간 국내에 많이 알려졌던 양생기공이나 지능기공을 넘어서 특이공능 기공을 많이 다루어보려고 한다.

1장에서는 이러한 초자연적인 능력에 대한 서양의 접근법이었던 잠재의식과 뇌파에 대한 부분을 다루고, 2장에서는 몸 안에 얽혀있는 기운을 풀어내는 자발공을 설명할 것이다. 3장에서는 신체 중심을 지나는 중맥을 개발해서 여러 에너지 센터를 다루는 법을 살펴보고, 4장에서는 뇌 안에 담겨져 있는 심령 중추들을 살펴보도록 하겠다. 5장에서는 현대 기능적 뇌과학의 관점에서의 기공을 다루고, 6장에서는 고층차기공이라고 불리우는 기공적 세계관을 다룰 것이다. 7장에서는 시공간의 에너지를 체크하는 방법을 설명하고, 8장에서는 특정 형태가 발하는 에너지와 그를 사용하는 방법을 보고, 9장에서는 여러 가지 에너지 힐링 기법들을 다룬다. 10장에서는 중국을 중심으로 발전된 기를 사용하는 연금술인 선도 연단술을 설명하고, 11장에서는 성적인 에너지를 사용하는 방법을 보도록 하겠다. 12장에서는 기공의 전체 체계에 대한 분류법을 살핀 후에 13장에서는 이러한 모든 것을 넘어서 궁극의 수행을 향해 나아가는 법을 설명할 예정이다.

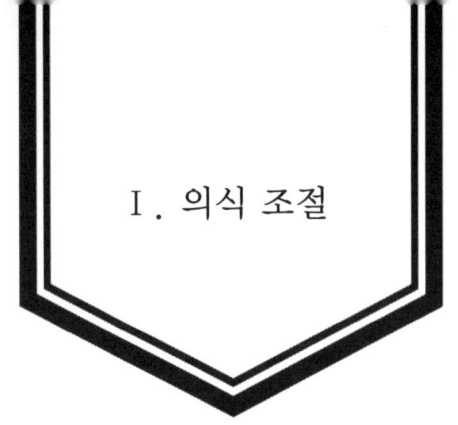

Ⅰ. 의식 조절

 오래전부터 서양에서는 인간의 잠재의식이 큰 힘을 가지고 있다고 믿었다. 그래서 잠재의식을 다룰 수 있으면 자신의 몸과 마음의 건강은 물론이고 더 나아가 운명조차도 변화시킬 수 있다고 생각했다. 그래서 심상화를 사용한다든지 특정 현실을 끌어온다든지 그러한 자기계발법들이 대두되었다. 하지만 구체적인 방법은 뇌파를 조절해서 잠재의식에 접근한다는 호세실바의 실바메서드로부터 시작이 된다. 그 후로 실바메서드는 마인드 컨트롤과 울트라 마인드로 나뉘게 되고 한국에서는 천년수 신부님의 정심도야나 기공사 송종훈 선생의 마인드 포스 등에 영향을 주게 된다. 그러므로 이 네 가지 기법들을 살펴보고 바이노럴 비트와 같은 기구를 사용하는 방법을 보도록 하겠다. 최적화된 뇌파 상태를 마인드 컨트롤에서는 알파 상태라고 하고 울트라 마인드에서는 센터 상태라고 하며 정심도야에서는 정심몰입 상태라고 하고 마인드 포스에서는 입정이라 부르고 바이노럴 비트에서는 헤미싱크 상태라고 칭한다. 하지만 어떤 방법을 따르더라도 추구하고 있는 뇌파 상태는 거의 동일하다.

1. 마인드 컨트롤

마인드 컨트롤은 다음의 과정을 배운다.

[제 1과정]
:보통 공개전수로 일반에게 공개되는 부분의 기법들이다.
알파파 상태에 들기(심신이완법: 3-1, 10-1 기법) / 잠들기와 잠깨기 / 꿈 조절

[제 2과정]
멘탈 스크린 / 삼지법 / 검은테-흰테 거울법 / 장갑 마취법 / 물컵기법

[제 3과정]

광물 투시 / 식물 투시 / 동물 투시 / 창조적 연구실 / 가이드 (협조자) 창조

[제 4과정]

인체 투시 / 치유

일단 이 중에서 알파 상태에 드는 방법만 보도록 하겠다.

(1) 육체 이완 : 육체의 긴장을 이완하고 그 상태를 3이라고 두뇌에 입력한다.
(2) 정신 이완 : 생각이나 감정을 흘려보내고 마음이 편안해지면 그 상태를 2라고 입력한다.
(3) 알파 상태 : 몸과 마음이 이완이 된 상태에서 아주 편안한 이상적인 상태를 만들고 이 알파상태를 1이라고 뇌에 입력해 둔다.
(4) 몰입 단계 : 10에서 1까지 숫자를 거꾸로 세어나가며 숫자를 말할 때마다 "깊히 편안하게"라고 한다. 그러므로 "10 깊히 편안하게, 9 깊히 편안하게.."라고 하면서 점점 더 깊은 수준으로 내려가게 된다.
(5) 심화 단계 : 100부터 1까지 숫자만 거꾸로 세어나가며 아주 깊은 상태까지 내려가게 된다.

마인드 컨트롤에서는 이 방법으로 알파상태에 들어가게 된다.

2. 울트라 마인드

울트라 마인드는 마인드 컨트롤보다 더 깊은 수준으로 가는 것도 있지만 가장 중시하는 것은 눈을 뜬 상태에서도 알파파를 유지하는 것이다. 그러므로 다음과 같은 순서로 훈련을 하도록 한다. 모든 훈련이 총 100일이 되도록 한다.

- 3-1 훈련 : 육체이완, 정신이완, 알파상태를 3-1 훈련이라고 한다.
- 센터 상태 : 알파 상태에서 뇌의 중심부위인 송과선 영역에 의식의 초점을 두고 있으면 그 상태를 센터 상태라고 한다.

〈훈련 순서〉
처음 50일 → 10일 → 10일 → 눈을 감고 훈련 → 눈을 뜨고 훈련

(1) 50일 훈련 : 3-1 훈련 → 센터 상태 → 몰입단계 → 심화 단계

(2) 50일 후 10일 훈련 : 3-1 훈련 → 센터 상태 → 몰입단계

이 훈련에서는 몰입 단계만으로도 심화 단계에 들어가는 것을 목표로 한다.

(3) 이후 10일 훈련 : 3-1 훈련 → 센터 상태

이 훈련에서는 센터 상태만으로 심화 단계에 들어가는 것을 목표로 한다.

(4) 눈을 감고 하는 훈련 : 심화 단계, 몰입 단계에 들어가는 것을 10일간 한 후 센터 상태에 들어가는 것을 목표로 다시 10일간 훈련을 한다.

(5) 눈을 뜨고 하는 훈련 : 눈을 감고 하는 훈련에 적응이 되면 눈을 뜨고 낮은 의식 상태로 가는 것을 목표로 한다. 눈을 감고 센터 상태에 들면 뇌파가 세타파가 되고, 눈을 뜨고 센터 상태에 들면 뇌파가 알파파가 되도록 하는 훈련이다. 여기까지 10일을 더해서 총 100일간 훈련한다.

3. 정심도야

정심도야는 천년수 신부님이 개발하신 방법으로 다음의 순서로

정심몰입 상태에 들어간다.

(1) 눈을 시선의 45도 위에 고정해서 눈꺼풀이 무거울 때까지 가능하면 깜박이지 않고 바라본다.
(2) 눈꺼풀이 무거워지면 눈동자는 계속 45도 위를 바라보는 상태로, 눈을 감으려 하면 눈꺼풀이 파르르 떨리는 상태를 만든다.
(3) 엄지와 검지 끝을 동그랗게 만드는 지원을 만든다.
수행이 깊어지면 지원이 조건화가 되어서 지원을 만드는 것만으로도 정신 몰입 상태가 된다.
(4) 머릿속에 숫자 21을 상상하며 마음속으로 소리 내지 않고 숫자 21을 3번 외운다.
이는 현재 뇌파가 21헤르츠임을 말한다.
(5) 머릿속에서 20을 상상하면서 마음속으로 20을 3번 외운다.
이후로 마음속에서 20에서 11까지 동일한 순서로 해 나간다.
(6) 10은 十를 머릿속에 떠올리며 10이라고 마음속으로 여러 번 말하면서 약 30초간 유지한다. 이 과정이 익숙해지면 2번까지 하고 나서 바로 이곳부터 시작해도 된다.
(7) 숫자 9를 머릿속에 그리며 9라고 마음으로 여러 번 외우면서 신체를 이완한다.
(8) 숫자 8을 머릿속에 그리며 8이라고 마음으로 여러 번 외우면

서 정신을 이완한다.

(9) 숫자 7을 머릿속에 그리며 7이라고 여러 번 외우면서 정신 몰입 상태에 들어간다.

뇌파 7헤르츠는 알파파의 가장 깊은 수준이자 세타파의 초입이 된다.

4. 마인드 포스

마인드 포스는 한국의 기공사 송종훈 선생이 개발한 방법이다. 현재 도이원과 청심선원에서 주로 전수가 되고 있다. 숫자를 1부터 마음속으로 가능하면 빠르게 세도록 한다. 그렇게 하다 보면 어느 순간 현기증이 나는 듯한 "밍~"하거나 "윙~"하는 느낌이 드는데 이를 입정이라고 한다. 대개의 경우 처음에는 1000 이상의 숫자를 세어야 입정에 든다. 입정에 드는 느낌은 저렇게 의식이 살짝 변화하면서 척추가 힘이 들어가는 것처럼 굳어지게 된다. 이를 송과선과 세슘관이 반응하는 것이라고 말한다. 훈련이 지속되면서 점점 더 빨리 입정 상태에 들어갈 수 있다.

5. 헤미싱크

바이노럴 비트는 양쪽 귀에 각각 다른 주파수대의 음을 들려주면 그 주파수대의 차이만큼을 뇌가 인식하는 기전을 사용한 것이다. 예를 들면, 왼쪽 귀에는 210Hz의 소리를 들려주고 오른쪽 귀에는 220Hz의 동일한 소리를 들려주면 머릿속에서는 10Hz의 제3의 파동의 울림 현상이 일어난다. 이렇게 양쪽 귀에 서로 다른 주파수의 소리인 바이노럴 비트에 의해 만들어지는 제3의 울림에 뇌파가 동조되는 현상을 '헤미싱크'라고 한다. 바이노럴 비트는 독일의 '도브'라는 실험가가 발견하였으며 미국의 로버트 먼로에 의해 헤미싱크라는 현상이 명명되었다. 아래에 소개하는 방법으로 이러한 헤미싱크를 일으키는 바이노럴 비트를 만들 수 있다.

헤미씽크는 다른 프로그램으로도 가능하지만 일단 어도비 CS6를 예로 설명을 하도록 한다.

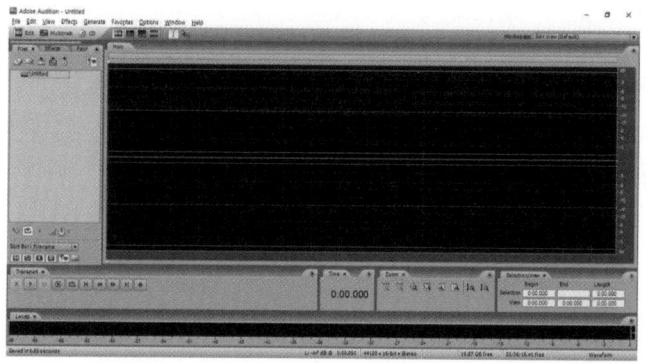

설치가 완료되면 이렇게 생긴 프로그램이 실행된다.

메뉴 아래의 음파모양 아이콘을 클릭한다.

그러면 파일의 음파를 볼 수 있다.

File - New 또는 단축키 Ctrl + N을 누른다.

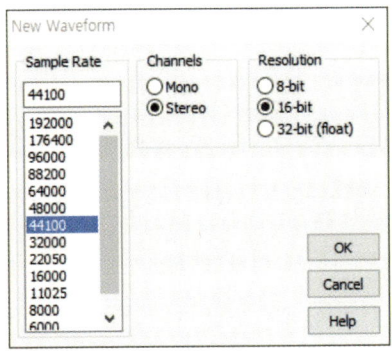

Sample Rate은 44100

Channels는 Stereo

Resolution은 16-bit

이렇게 선택하고 OK를 누른다.

브레인 웨이브는 두 가지 파장의 결합으로 생성되는 것이다.

이 두 가지를 제1파장, 제2파장이라고 하면 이 두 파장이 서로 간섭한 결과로 제3파장이 발생한다.

일반적으로는 이렇게 만들지만 이번에 만들 방법은 반대방향으로 접근하는 방법이다. 제3파장을 먼저 만들고 그 파장을 둘로 나누어서 제1과 제2의 파장으로 변화시키는 것이다. 당연히 제1파장과 제2파장이 합쳐지면 다시 제3파장이 되는 것이다.

그럼 먼저 제3파장을 만드는 것이 첫 번째 단계이다.

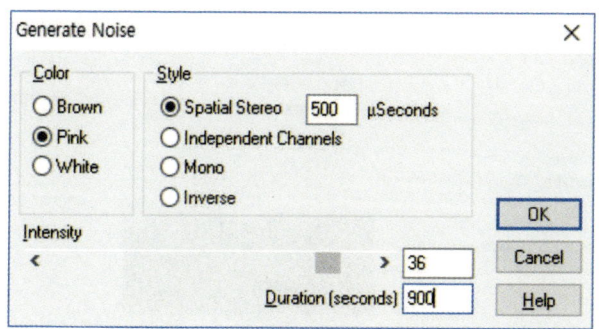

메뉴의 Generate - Noise 로 들어간다.

핑크 노이즈를 가장 추천한다.
예전에는 화이트 노이즈만이 주로 사용되었다.

노이즈 만드는 화면에서 Spatial Stereo를 500으로 설정한다.

Duration(시간)은 초 단위로 적어준다. 보통 45분 정도를 추천한다.

여기서는 900초(15분)로 해보겠다.

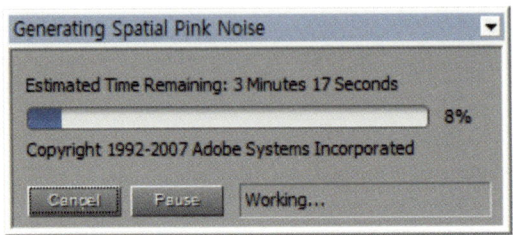

기다리면 제3파장이 만들어진다.

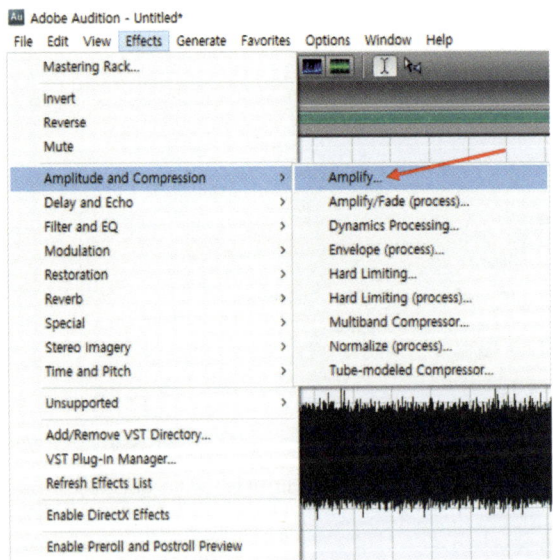

Effect - Amplitude and Compression - Amplify로 들어간다.

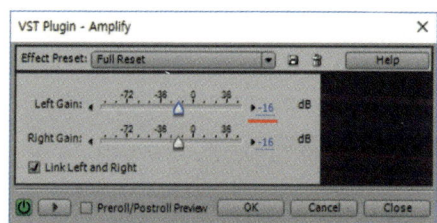

-16dB로 설정한다. 자동으로 연동이 되므로 한쪽만 설정하면 다른 쪽은 알아서 바뀐다.

화면을 오른쪽 클릭해서 Select Entire Wave를 선택한다.

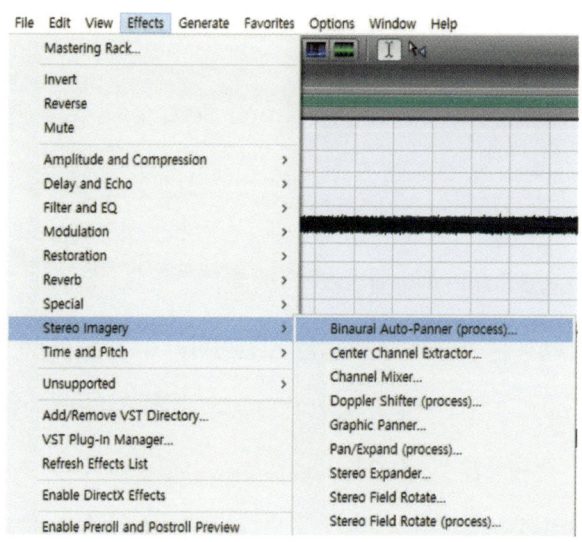

Effects - Stereo imagery - Binaural Auto-Panner 메뉴로

들어간다.

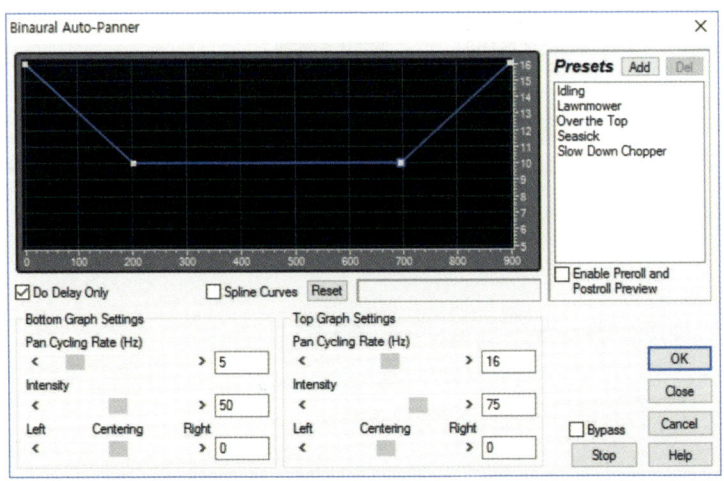

Do Delay Only에 체크한다.

Bottom Graph Settings와 Top Graph Settings를 위와 같이 세팅해준다. Bottom Graph Settings는 제일 낮은 주파수, Top Graph Settings는 제일 높은 주파수를 설정하는 것이다. 여기에 수치를 입력하고 나면 위 그래프를 조절한다.

그래프의 세로는 뇌파이고 가로는 시간이다. 처음에 16Hz에서 시작하다가 몇십초 만에 어느 Hz까지 내려오게 하고 얼마큼 유지되고 등등을 그래프로 조절한다.

1Hz가 떨어지는데 최소 30초가 걸리게 한다. 통상적인 의식의 Hz가 16Hz 정도 되고, 5Hz 미만은 숙면의 상태이므로 원하는 바

에 맞춰서 조절한다. 원하는 뇌파를 확립하고 나서 대부분의 시간을 보내게 한다. 마지막에는 다시 천천히 돌아 나오는 단계를 만든다.

설정을 다 마치고 나면
File - Save As..에서 원하는 파일 형식을 설정하고 Save 하면 된다.

6. 실천법

대개의 경우 알파 상태 또는 센터 상태 또는 정심몰입 상태 또는 입정 상태라고 하는 변성의식에 들어가야 제대로 기공이 되는 것으로 알려져 있다. 하지만 실제로는 변성의식의 깊이와 기공 능력은 별개로 보인다. 기공 능력을 얻는 법은 공력이 높은 기공사로부터 기를 받거나 바이노럴 비트를 들으며 진언이나 주문이나 숫자 등등을 마음속으로 빠르게 외우면서 기가 머리 뒤에서 들어와서 손으로 나간다는 느낌을 갖는 것만으로도 기공이 운용되는 것을 경험할 수 있다. 여기서는 기공사 황찬신 선생의 남파수의 기공을 기반으로 기공 치유술을 수련하는 방법을 소개한다. 기초공 준비, 기초공 수공, 보조공은 남파수의기공의 방법이며 기초공 본행은 기공 치유술로써 저자의 행법이다.

1) 기초공 준비

(1) 자세 - 입식, 와식, 좌식, 보행식 모두 가능하다.

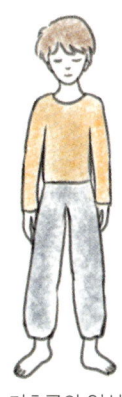

기초공의 입식

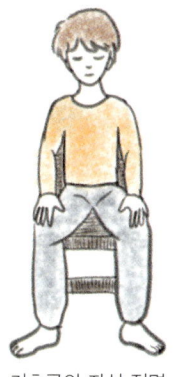

기초공의 좌식 정면

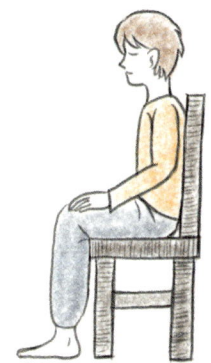

기초공의 좌식 측면

(2) 수시수렴(收視收簾) : 수시란 시선을 거두어드림을 말하며 우선 전방의 한 점을 응시하며 그 점이 점점 자신에게 가까이 온다고 상상한다.

시선의 초점이 눈에 다다랐을 때 발을 내리듯이 눈을 가볍게 감으며 시선의 초점을 머릿속까지 들어오게 한다.

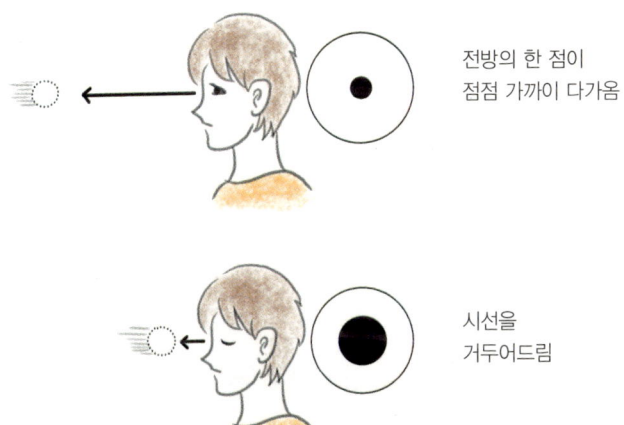

전방의 한 점이
점점 가까이 다가옴

시선을
거두어드림

(3)폐취탑교(閉嘴搭橋) : 입술을 가볍게 닫고 혀를 위쪽의 앞니 뒷부분 입천장에 붙인다.

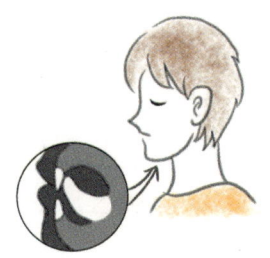

(4) 자연호흡: 호흡은 편안하게 자연스럽게 일어나도록 한다.

(5) 방송: 이완을 다음의 순서로 행하도록 한다. 방법은 의식을 둔 후에 그곳에서 힘이 풀리는 것을 느껴보도록 한다.

> ❶ 머리끝 - 안면 - 어깨 - 윗팔 - 팔 - 손목 - 손바닥 - 손끝
> ❷ 머리 - 가슴 - 흉곽 - 복부와 허리 - 사타구니 - 허벅지 - 무릎관절 - 정강이 - 발목 - 발바닥 - 발끝

→ 위의 경우 한 가지 방법에 불과하므로 각자 자신만의 방법과 요령을 사용해도 된다.

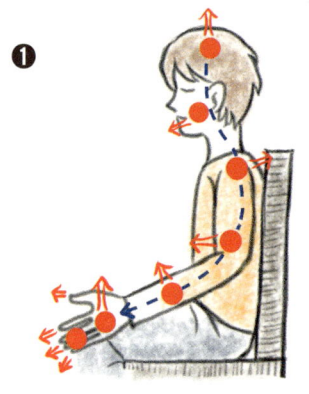
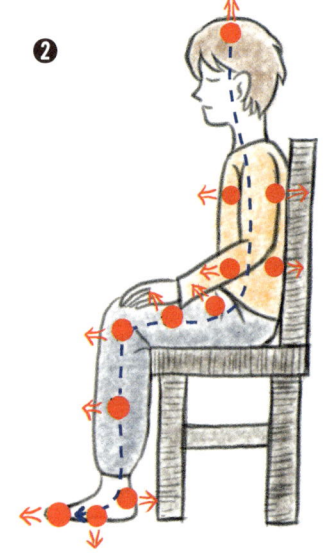

2) 기초공 본행

바이노럴 비트를 들으며 진언이나 주문이나 숫자를 외우면서 등 뒤로부터 기가 흘러 들어오는 것을 느낀다. 특별히 외울 것이 안떠오른다면 종교성이 적은 4자성어를 선택해서 외우도록 한다. 예를들면, '명경지수' 이러한 것을 몇가지 정해서 사용해 본다.

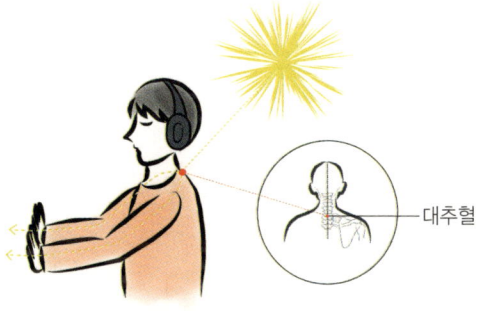

머리 뒤쪽 위의 공간에서 빛이 목 뒤로 비스듬하게 들어와서 어깨를 지나 손으로 나가는 것을 상상한다. 손의 위치는 어디에 두어도 무방하다.

3) 기초공 수공

차수 수공 : 자신에게 연공을 마치고 수공을 한다고 마음속으로 강하게 선언한다.

그 외에는 일반적인 수공(손바닥을 비비고 문지르기 등) 방식을 사용한다.

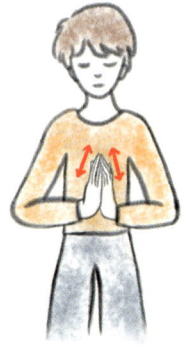
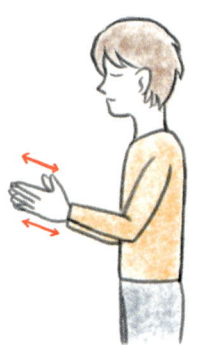

기초공의 차수수공 정면   기초공의 차수수공 측면

4) 연공 중 반응

　기공을 하게 되면 다음의 반응이 오는 경우가 많으며 이는 부작용은 아니고 기공의 정상 반응인 경우가 많지만 수개월 이상 지속되면 부작용으로 보아서 연공을 멈추는 것을 권장한다.

　　동 - 움직이는 느낌
　　양 - 가려운 느낌
　　량 - 시원한 느낌
　　난 - 따뜻한 느낌
　　경 - 가벼워지는 느낌
　　중 - 무거워지는 느낌

활 - 매끌매끌해지는 느낌

삽 - 거칠거칠한 느낌

도 - 흔들리는 느낌

의 - 파도치듯 물결치듯 하는 파동형 느낌

냉 - 찬 느낌

열 - 뜨거운 느낌

부 - 뜨는 느낌

침 - 가라앉는 느낌

견 - 단단해지는 느낌

연 - 부드러워지는 느낌

5) 보조공

보조공은 바이노럴 비트 없이 기를 느끼는 데 도움이 되는 여러 가지 공법들이다. 전체를 모두 실행해도 좋고 몇 가지만 취사선택해서 행해도 된다. 마찬가지로 마음속으로 진언이나 주문이나 숫자를 외우면서 행하면 된다. 이 서적에서 소개하는 모든 기공이나 에너지 요법들은 기운을 느낀다는 전제하에 진행이 되므로 기를 느낄 수 있을 때까지 이를 행하도록 한다.

알파 상태나 센터 상태나 정심몰입 상태나 입정 상태 등이 확립

되지 않아도 기공은 운용된다고 앞에서 언급했으나 실제로는 기공이 깊어지면서 위와 같은 의식 상태로 저절로 진행이 된다. 그러므로 어느 쪽이 먼저였느냐의 문제이지 결과적으로 동일한 경지에 도달하게 된다. 삼보채기공의 경우 태양 직시와 같은 위험한 부분이 있어서 심상으로 대체하였다.

(1) 삼보채기공(三寶採氣功)

소우주인 인체에는 정. 기. 신의 3보가 있으며 대우주인 하늘에는 일(日), 월(月), 성(星)의 3보가 있는데 3보채기공을 수련하면 일, 월, 성의 정화를 받아들여 자신의 진기를 보하고 음양을 조절할 수 있다. 태양의 기를 받아들이면 양허(陽虛)를 보할 수 있고, 달의 기를 받아들이면 음허(陰虛)를 보할 수 있고, 별의 기를 받아들이면 신허(神虛)를 보할 수 있다. 그러므로 자신의 몸 상태에 따라 수련하면 좋다.

① 채일정 : 태양의 기를 받아들인다.

입식 자세를 취하고 수시수렴을 한다. 눈을 감고 태양의 형상을 떠올리면서 자연호흡을 시작하여 태양의 기를 받아들이기 시작한다. 손바닥이 위를 향하게 하여 양손을 몸 양측에서 바깥쪽으로 천천히 들어 올린다. 양손으로 태양의 기를 거두어들인다고 상상하면서 양손을 천천히 머리끝으로 들어 올리고 손바닥이 밑을 향하게 하여 거두어들인 태양의 기가 백회를 통해 몸 안으로 들어가게 한다. 양손을 몸의 앞으로 천천히 내려 보낸다. 체내로 끌어들인 기를 단전으로 내려보냄과 동시에 체내의 탁한 기를 양다리를 따라 발바닥의 용천에 밀어 보내 몸 밖으로 배출하는 것을 상상한다. 초심자는 세 번씩 반복하는 것으로 시작하여 서서히 5회, 7회, 9회로 늘려 가도록 한다. 기를 받아들였으면 잠시 동안 단전을 의수한 후 차수수공을 한다.

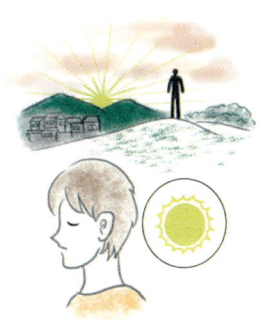

태양의 형상을 떠올리며
자연호흡 시작

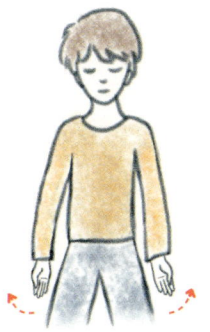

❶ 준비 자세

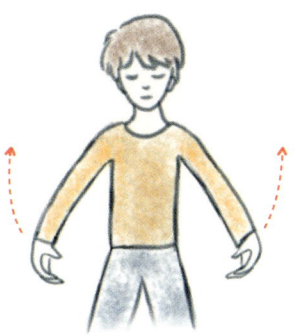

❷ 양손을 바깥쪽으로 천천히 들어올림

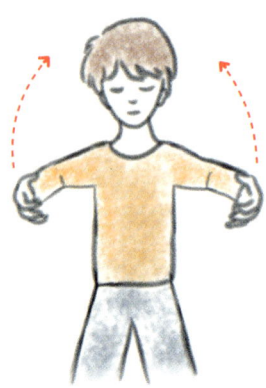

❸ 기를 거두어들임

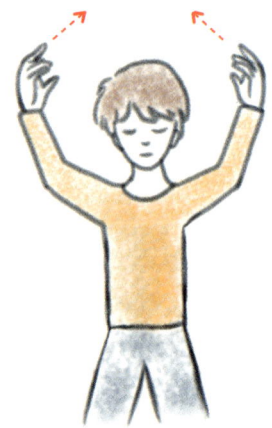

❹ 양손을 천천히 머리끝으로 들어올림

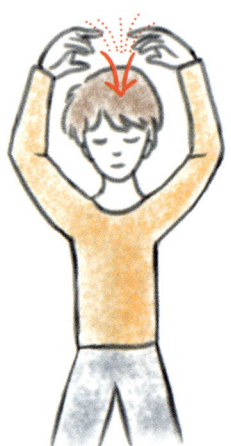

❺ 기를 백회를 통해 체내로 들어가게 함

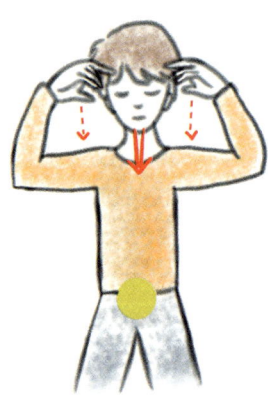

❻ 양손을 몸 앞으로 천천히 내려 보냄

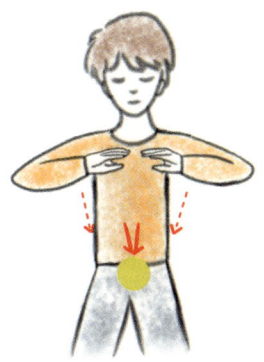

❼ 기를 단전으로 내려보냄

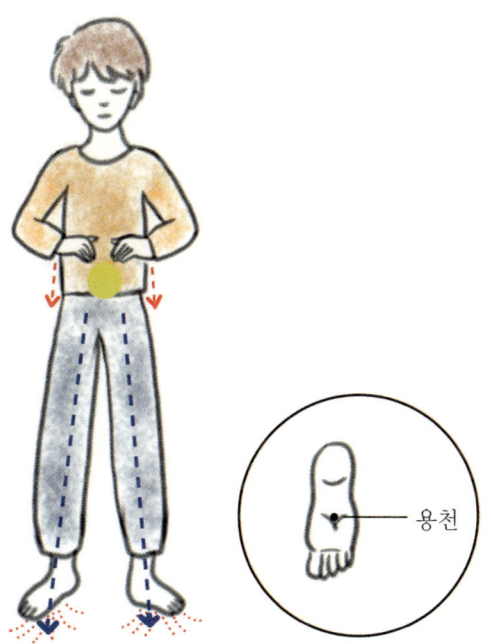

❽ 기가 단전에 도달함과 동시에 체내의 탁기를 용천을 통해 배출

② 흡월성 : 달과 별의 기를 받아들인다.

달이나 별의 기를 받아들이는 방법은 태양의 기를 받아들이는 방법과 같다.

(2) 호체공(護體功)

외부의 사기를 막아주고 기감을 높여주는 효과가 있다.

① 자세

입식, 좌식, 와식 중 어느 것을 사용해도 좋지만, 초심자에게는 입식이나 좌식이 좋다. 어떠한 자세를 취하든 자연스럽고 편안한 방송 이완 상태가 되도록 하는 것이 중요하다.

② 호흡

자연호흡을 한다.

③ 의념

개공할 때는 우선 전신을 의수하고 전신의 내기가 완전히 통하고 마음이 평정하게 되어 아주 양호한 경지에 도달한 감이 들 때 상상을 시작한다. 자신의 주위를 한 층의 검푸른 원구 모양의 기장(氣場: 기가 가득 한 공간)이 에워싸기를 기대하고 상상하고 느끼도록 한다. 그렇게 되면 체내의 기와 주위의 기가 서로 통하여 호흡의 리듬에 따라 운동하고 교류한다. 대개 숨을 들이쉴 때 원구 모양의 기장이 축소하고 내쉴 때 확대된다. 이 상태가 되면 호흡이 조화를 이루고 기장의 내부가 빛으로 가득 찬 느낌이 든다.

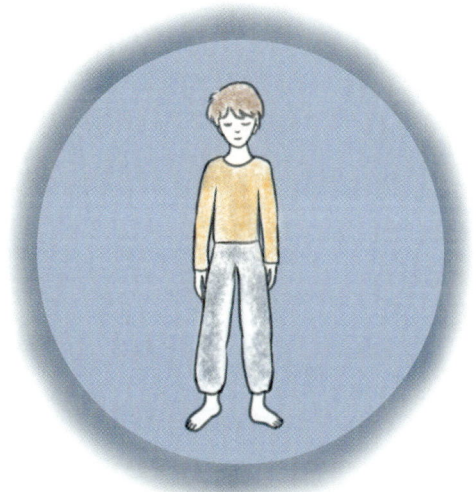

주위를 원구 모양의 기장이 에워쌈

④ 쌍수포장(雙手布場)

쌍수포장은 입식을 취한다. 손바닥을 안쪽으로 마주 보게 하여 양손을 적당한 높이까지 서서히 들어 올린다. 이때 양손을 중심으로 하는 공간이 호체기장(護體氣場)의 범위이다. 초심자의 경우 자신의 주위에 원형의 기장을 끌어안고 있는 듯한 느낌이 들지 않으면 이 쌍수포장으로 연공하여 호체기장의 체득을 강화해도 좋다. 연공을 쌓아 익숙하게 되면 이 형식을 계속 행할 필요는 없다.

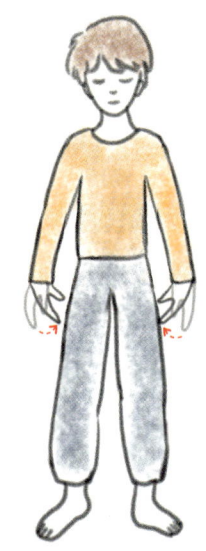
❶ 손바닥을 안쪽으로 마주보고 준비

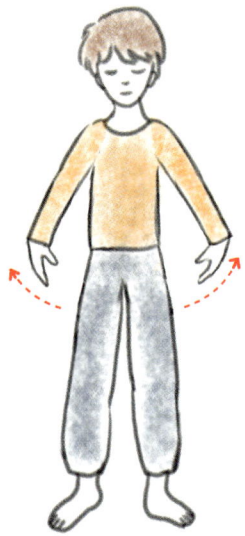
❷ 양손을 들어올림

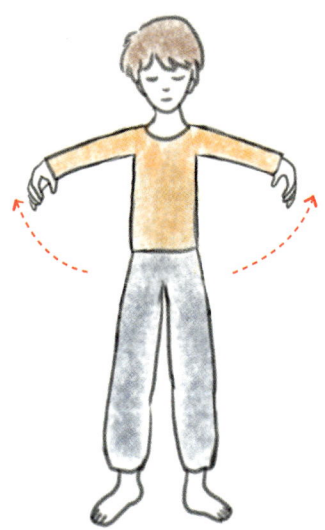
❸ 손바닥을 마주보게 함

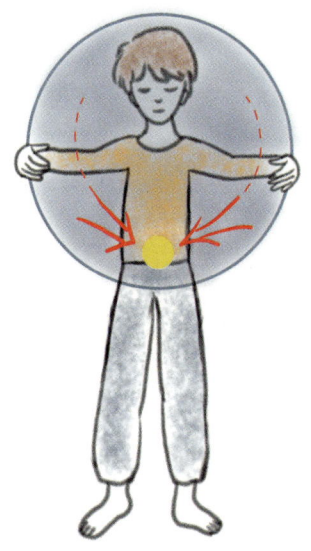

❹ 주위 기장의 기를 단전으로 끌어들임

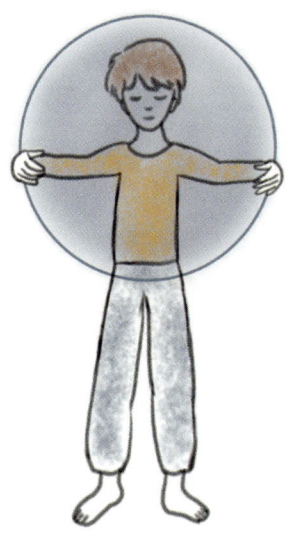

❺ 포장 완료

⑤ 수공

차수수공을 한다.

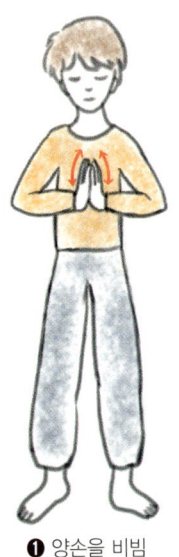
❶ 양손을 비빔

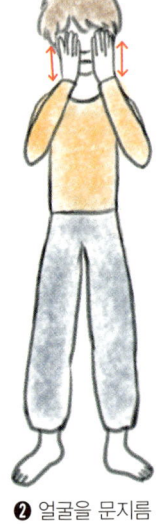
❷ 얼굴을 문지름

(3) 혜안공(慧眼功)

기초공의 입식 자세에서 인당(印堂)혈로부터 약 3센티미터 윗부분이 천목(天目)으로 불교에서는 '혜안'이라고 한다. 이 혜안이 열리면 초상적인 직관력이 발달하게 된다.

① 예비식(豫備式)

입식 자세를 취하고 수시수렴, 폐취탑교, 자연호흡의 수순으로 개공하면서 서서히 기공을 시작한다.

② 마보합장(馬步合掌)

기공 상태에 들어가면 무릎을 아주 살짝 굽히고 양손을 서서히 들어 올려 가슴 앞에서 합장한다. 손바닥을 볼록하게 하여 합장한 손바닥 안쪽에 삼각형의 공간을 형성한다.

③ 혜안시장(慧眼視掌)

혜안의 목표를 정해서 미간에 의식을 모은 후 콧등을 따라 코끝으로 인도하여 코끝에서 합장한 양손이 형성한 삼각형의 공간을 바라본다.

④ 수공

무릎을 펴고 손을 내려서 다시 입식 자세를 취한 후 차수수공 한다.

만일 피로감이 많이 난다면 혜안공은 하지 않는 것이 좋으며 피로감이 없다 해도 한 번에 10분 이상을 하는 것은 권장하지 않는다.

(4) 강기공(强氣功)

기를 발하는 것을 익히는 것으로 여러 가지 손의 형태에 따른 기의 전달을 연공하는 것이다. 방법들은 하나의 예시일 뿐이므로 다른 수형으로도 응용이 가능하다. 또한 본 서적에서 소개하는 침술들은 모두 손가락 끝에서 기를 보내는 기공침으로 행하도록 하며 강기공은 기공침을 사용할 때 도움이 된다.

① 쌍환식(雙環式)

혜안공의 예비식 자세로 개공하고 천천히 양손을 앞으로 들어올려 원을 만들고 손가락 끝을 마주 대한다. 이어서 양손의 엄지와 검지로 원을 만든다. 1회의 연공 시간은 15~30분으로 하고 피로하지 않도록 한다. 수공할 때는 우선 입식 자세로 되돌아와 양손을 잠시 동안 늘어뜨렸다가 기초공의 수공 요령에 따라 차수수공한다.

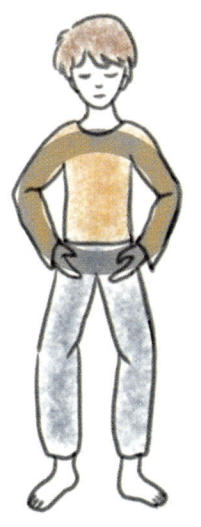 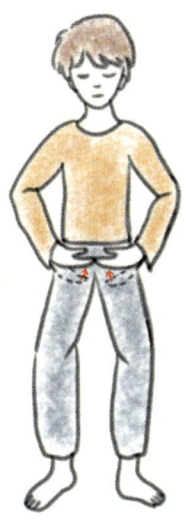

❶ 양손을 들어올려 원을 만듦   ❷ 손가락 끝을 마주함

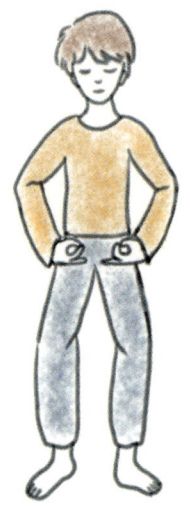

❸ 엄지와 검지로 원을 만듬

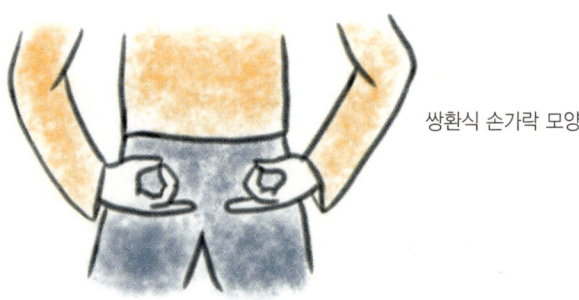

쌍환식 손가락 모양

② 염화지(拈花指)

개공은 쌍환식과 같다. 양손을 어깨높이까지 서서히 앞으로 들어 올린 후 약간 안쪽으로 굽혀 원형을 만들고 손끝은 바깥쪽을 향하고 손바닥은 아래를 향하도록 한다. 이어서 중지를 천천히 굽혀 엄지에 갖다 댄다. 1회 연공 시간과 수공 요령은 쌍환식과 같다.

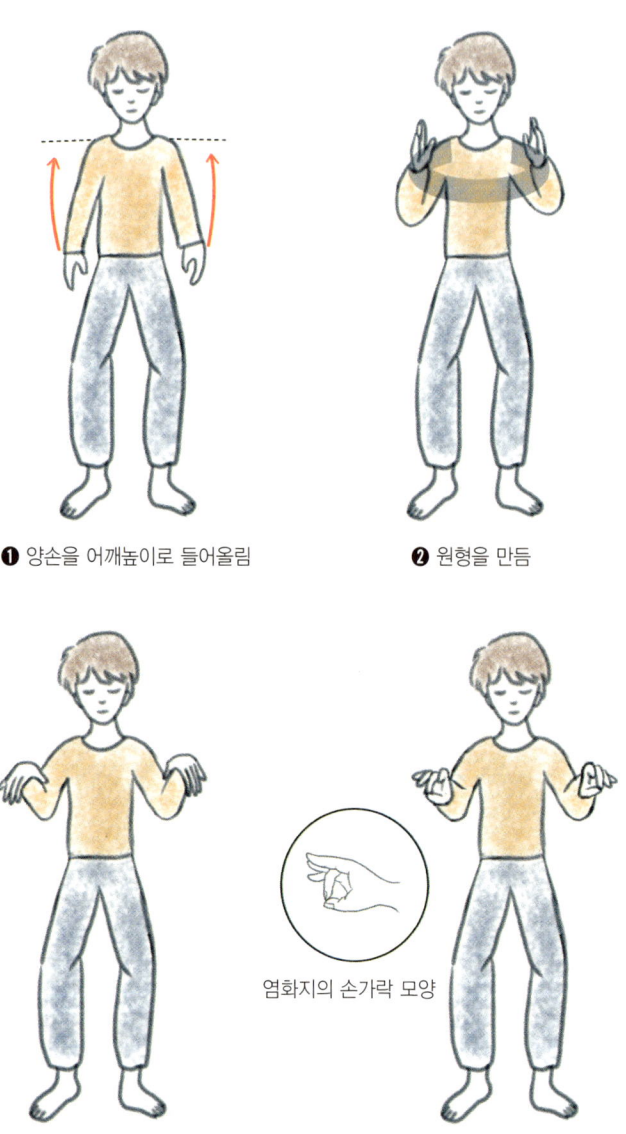

❶ 양손을 어깨높이로 들어올림　　❷ 원형을 만듦

염화지의 손가락 모양

❸ 손끝은 바깥쪽, 손바닥은 아래를 향함　　❹ 중지를 굽혀 엄지에 갖다댐

③ 조천장(朝天掌)

개공은 쌍환식과 같다. 팔 윗부분을 움직이지 않은 채 팔이 몸의 양측에서 수평을 이룰 때까지 들어 올려 손바닥이 위를 향하게 하고 손가락은 편다. 의념은 손바닥 한가운데(노궁혈)에 두고 호흡과 상응하도록 한다. 양 손바닥은 약간 밑으로 내리고 기를 상상하며 숨을 내쉴 때 손바닥을 다시 원위치로 한다. 1회의 연공에서 이 동작을 36회 반복한다. 수공의 방법은 쌍환식과 같다.

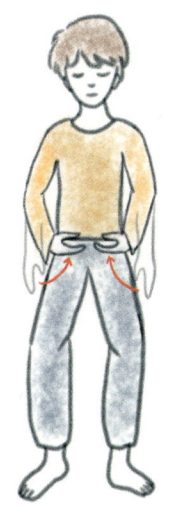

❶ 팔을 들어올림

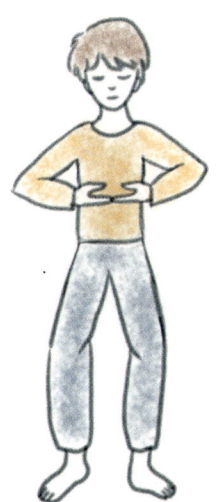

❷ 양 손바닥이 위를 향하게 함

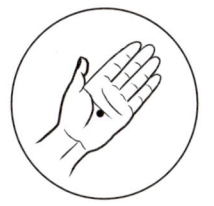

노궁혈

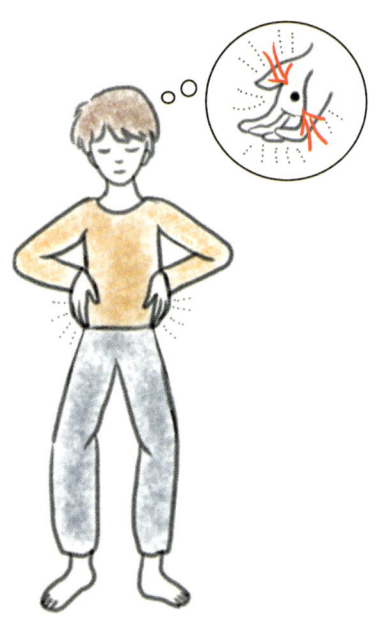

❸ 숨을 들이쉴 때 양 손바닥을 약간 떨어뜨리고 기를 상상

기초공의 실천법은 다음의 3단계로 구분할 수 있다.

1단계 : 기감을 느끼고 생성한다.
2단계 : 천목과 장심을 연다.
3단계 : 전신이 열린다.

기공 치유나 에너지 힐링은 1단계만으로 가능하며 기운을 모으거나 사용하는 것이 아니라 기운을 흘려보내는 것이므로 기운의 손실이 없다. 몸이 좋지 않은 이를 치유할 경우 탁기나 사기가 들어오는 경우가 있으므로 타인에게 기운을 보낸 후에는 꼭 기공을 행해서 자신을 정화해야 한다.

보조공들은 2단계를 성취하고 3단계로 나아가도록 돕는 역할을 한다.

7. 사용법

고급 기공은 3단계로 나아간다. 먼저 개공입경(開功入景)이라는 단계이다. 이는 공을 열어서 경계에 들어서는 것이라는 의미이다. 개공과 입경은 시간적으로 일어나는 현상이다. 어떠한 방식을 통해서 공이 열리면 경계에 들어갈 수 있다. 간단하게 말한다면 공간상에 특정한 '필드'를 조성하는 것이 개공입경이다.

예를 들면, 어떤 사람이 무수한 날들을 전심으로 육자대명주를 외웠다. 그러면 이 육자대명주가 공을 열만한 힘이 갖추어졌을 때 그가 속한 공간상에서 다른 세계가 열린다. 이것이 개공이다. 이렇게 열린 다른 세계와 그의 공간이 하나가 되어서 그가 다른 경계(심리적, 생리적)를 체험하는 것이 입경이다. 이러한 개공입경 현상은 몇 가지 다른 방법으로 일어나게 된다. 그중 가장 대표적인 것이 스승의 발공(發功)과 대공(帶功)이다.

그 유파의 스승이 공을 발하고 공으로 둘러싸는 것으로써 새로운 필드를 구성하는 것이다. 그 방법은 유파마다 다르고, 부(符), 주(呪), 심상, 암시문 등등 다양하다.

다음으로 위에 소개한 것처럼 자신이 공을 쌓은 주문이나 진언이나 특정 심상이나 도형 등등의 공이 원만해져서 주위에 필드를 만들어 내기도 한다. 또 한 가지로는 그가 수행하는 장소 자체가 그러한 개공입경 현상이 잘 일어나는 곳인 경우도 있다. 여기에는 자연적인 요소와 그 장소의 상념의 요소 등등이 관여한다. 그리고 대표적으로 자신이 쌓은 수행력에 의해 일어나는 것으로, 전통선도의 대주천 후에 일어나는 '허실생백' 현상이 바로 개공입경과 같은 현상이다. 전통적인 방법(선도, 명상, 주력수행 등)으로는 오랜 세월 걸려 접근 가능한 경계를 스승의 공력이나 특정 장소 또는 특정 시간에 의해서 체험하고 체득하는 것이다. 게다가 그러한 경계에 이르는 것 자체가 쉽지 않으며 그 경계에 이르러도 그 경계가 의미하는 바를 이해 못하면 이러한 높은 경지에 들어설 수 없다.

이러한 필드에 들어서면 다음 단계로 제자는 모든 것을 놓아버리고 천인상응(天人相應)을 해야 한다. 천인상응에서 천이란 바로 새롭게 조성된 필드이고 인이란 수행자를 말한다. 이는 기존의 시공에 속한 수행자가 새롭게 펼쳐진 필드에 접속하여서 변성을 일으키는 것을 말한다. 이때 충분히 깊은 곳까지 몸과 마음이 이완되지 못할 경우 외동(外動) 현상이 일어난다. 완전히 몸과 마음이 이완될 경우 마치 술에 취한 듯이 기운에 취하면서 몸과 마음이 필드 속으로 녹아든다. 그런데 이완이 충분하지 못하면 이완되지 못한 곳의 경락에서 기운이 순서를 건너뛰며 이동하고 이렇게 순서를 건너뛰는 현상이 외동(진동) 현상을 일으킨다. 아무튼, 이렇게 천인 상응을 할 때 충분히 준비가 되지 못한 사람들의 경우 외동이 지나쳐서 내동을 일으킨다. 내동이 일어나면 이것이 주화입마 중에서 정신적인 문제인 '입마' 현상을 일으킨다. 이렇게 개공입경이 일어나고 그 시기를 맞추어 천인 상응을 실행하면 공력이 엄청나게 배양된다. 이렇게 배양된 공력을 내부에 안정시키는 것을 접지수공(接地受功)이라고 한다. 방법은 유파마다 다르다.

  이렇게 개공입경, 천인상응, 접지수공으로 이루어지는 것이 고층차기공이다. 만일 수행 중에 자신이 특이공간 속에 들어간 것 같다면 그 특이공간 속에 몸과 마음을 다 놓고서 들어가면 된다. 그렇게 하면 개공입경과 천인상응의 고층차 공법을 체험할 수 있을 것이다.

이를 실제로 하는 방법은 포기, 조장, 대공, 급공, 접공의 다섯 가지 요소를 이해해야 하며, 이 요소들은 중국의 기공사 장홍보 선생이 정리한 것이다. 포기란 기를 산포한다는 뜻으로 앞서의 개공입경 중에서 개공에 해당하는 것이다. 조장이란 기의 장 또는 에너지 필드를 구조적으로 구성하는 방법으로 특정 조건을 갖춘 이들만 포기로 만들어진 기의 장의 영향을 받도록 하는 것으로 앞서의 개공입경 중에 입경에 해당한다. 예를 들면, 기운을 받아들이겠다고 선언을 한 사람들에게만 산포한 기운이 영향을 주게 한다든지 이러한 방식으로 포기로 구성된 기의 장을 조건화하는 것이다. 대공이란 포기조장을 한 기운이 어떠한 영향을 주는 기운인지에 대한 설정이다. 예를 들면, 심장을 강화한다든지 머리를 맑게 한다든지 또는 기를 느끼게 한다든지 이러한 작용의 결과를 설정한 것이다. 급공이란 대공으로 설정한 포기조장의 기운을 전달하는 매개물이다. 이것은 언어일 수도 있고 행위일 수도 있고 그림일 수도 있고 물건일 수도 있다. 이러한 포기, 조장, 대공, 급공으로 개공입경을 할 수 있다. 다음으로 접공은 기공을 받는 사람이 기운을 향해 그 영향력을 받아들인다는 수용적 태도를 말한다. 이것이 앞서의 천인상응에 해당한다.

기공 수행 전반에 걸쳐서 가장 중요한 부분이 접공이다. 접공을 제대로 행한다면 초심자도 빠른 시간 내에 고급 기공사의 반열에 들 수 있다. 접공이란 필요한 기공 정보를 수신하는 것으로 다음의 과정을 필요로 한다.

(1) 내가 받아드리고자 하는 기를 발하는 대상에 대한 공경심과 경외심을 갖는 것.
(2) 미묘하게 자신의 상태를 조절함으로써 공명하는 파동을 증폭시키는 것.
(3) 자신이 제대로 느끼는지를 확인하려 하지 않는 것.

　우선적으로 기를 발하는 스승이나 자연물이나 특정 형상으로부터 기운을 받을 때 우선적으로 그 대상에 대해서 사람이라면 공경심을 갖고 대상이라면 경외심을 가져야 한다. 그렇지 않으면 주위의 좋지 않은 기운을 받아들이게 된다. 접공은 수용적인 자세를 취하는 것이기에 주위의 기운을 받아들이게 되는데 만일 의식이 공경심이나 경외심을 가지지 않으면 현재의 나 자신의 기운보다 저급한 기운이 공명을 한다. 자신이 공경하거나 경외할 정도의 높은 대역의 기운을 받으려면 자신의 의식이 공경심과 경외심으로 가득해야 한다. 기운은 그 사람의 의식과 공명을 하기 때문에 이 부분을 정말로 중요하게 기억해야 한다.

　다음으로 이렇게 공경심과 경외심을 가지고 자신의 몸에서 어떠한 반응이 있는가를 살피면서 의식을 미묘하게 조절을 하는 것이다. 이 부분은 정말로 미묘한데 기운을 잘 느끼는 사람들은 이를 잘 행하는 사람들이다. 몸과 마음은 하나로 이어져 있기에 마음이 움직이는 미묘함에 몸도 따라서 반응을 한다. 앞서의 공경하고 경외하는 마음을 유지하면서 그 공경심과 경외심이 만드는 느낌을 따라가며 그 느낌을 강화하는 요령을 배우는 것이다. 이 요령을 배우면 고급 기공사가 되는 것에 가까이 접근할 수 있다. 저절로 되는 사람들은 상관이 없지만 만일 이것이 어렵다면 다음의 방법을 권장한다. 우선 한쪽 손을 손바닥이 위로 가도록 한 후 다른 손의 검지를 손바닥을 향한 후 조금 떼고 천천히 돌린다.

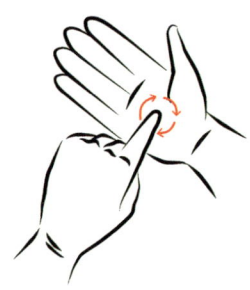

공경하고 경외하는 마음을 유지하고 수용적인 태도를 유지하면서 행하면 손바닥에 미묘한 감각이 느껴지게 된다. 그러면 의식을 조절하면서 그 감각이 강해지는 것을 어떻게 해야 하는지 요령을 찾는 것이다. 이것이 되면 이제 기공사의 길에 들어섰다고 할 수 있다.

　마지막은 로고 테라피의 프랑클이 제창한 것으로 반숙고라는 것이 있다. 이는 무엇을 하려고 노력하지 않는 것을 말한다. 만일 기를 느끼려고 '이게 기감인가?' 하고 자꾸 체크하면 할수록 기감을 얻지 못한다는 것이다. 그러므로 체크하려 하지 말고 그냥 행하는 것이 가장 중요하다.

　이렇게 해서 기감을 얻으면 점차로 신체 전신으로 기감을 확장해 가도록 한다.

8. 기공과 뇌파 변화

1) 측정 도구

　사용한 뇌파 측정 기구는 Interaxon사의 Muse를 사용했다. Muse는 4채널 측정이 가능하며, 이마 정중앙을 기준점으로 삼고 측정 전극의 위치는 각각 전전두엽(좌뇌, 우뇌) 및 양쪽 귀 뒤쪽이다. 명상에의 응용을 위주로 마케팅을 하는 제품이기 때문에 전용 앱을 이용하면 이어폰으로 명상가이드 음성을 들을 수 있다. Muse는 블루투스를 통해 핸드폰으로 데이터를 전송하고, 핸드폰에 기록된 데이터는 다시 컴퓨터로 보내서 분석을 하게 된다.

2) 분석 방법

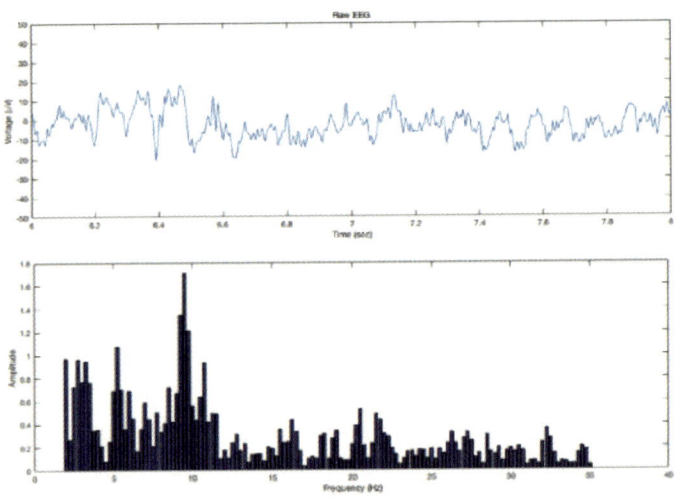

Muse 장비는 이마 정중앙을 기준으로 하여 좌우측 전전두엽 및 양쪽 귀 뒤에서 전압을 측정한다고 하였다. 그러나 기존에 뇌파 관련 연구를 살펴본 결과 대부분이 귓불이나 귀 뒤쪽의 뼈를 기준으로 전압을 측정하는 것이 표준으로 알려져 있다. 따라서 4채널로 측정한 것 중에서 귀 뒤를 측정한 2채널 신호의 평균을 기준점으로 삼고, 전전두엽에서 측정된 신호를 다시 재처리하여 기존 연구들과 동일한 조건이 되도록 하였다. 즉, Muse 장비는 원래 이마 정중앙 대비 전압의 변화를 측정했다면, 신호 재처리 후에는 귀 대비 전압의 변화를 측정하게 된다. 참고로 전문적 연구 장비처럼 전극을 수십 개씩 붙인 경우에는 모든 전극의 평균값을 기준점으로 삼고 신호 재처리를 하게 된다.

이러한 과정을 통해 얻는 것은 그림과 같이 시간에 따른 전압의 변화이며, 여기에는 무수히 많은 주파수 성분이 섞여 있게 된다. 한 번의 신호처리를 더 거치면 각각의 주파수 성분이 얼마큼 들어있는지 알 수 있게 되며, 그 결과는 다음 그림의 막대그래프와 같다. 막대의 길이가 길수록 해당 주파수가 더 많이 나오는 것이다. 이제 주파수별로 구간을 나누어 신호를 분류하는데, 델타파(2-4Hz), 세타파(4-8Hz), 알파파(8-13Hz), SMR파(13-18Hz), 저 베타파(18-23Hz), 고 베타파(23-30Hz), 감마파(30-45Hz)로 분류하였다. 각각의 구간의 세기는 구간 안에 들어있는 막대의 길이를 모두 더해 평균한 값으로 정해진다.

3) 분석 결과

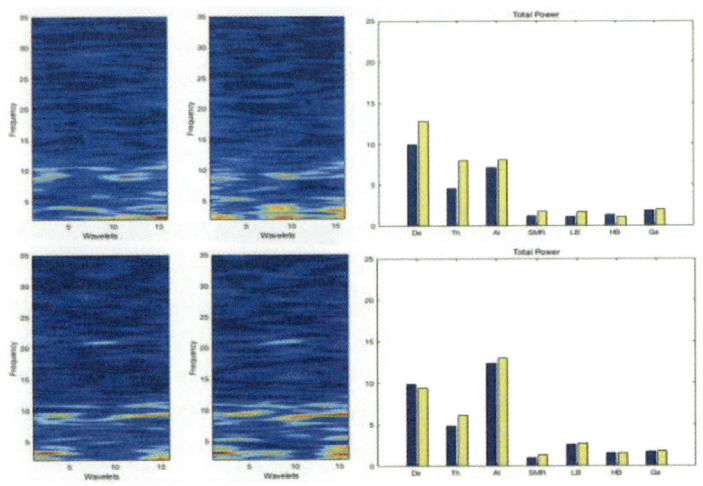

분석 결과는 위 그림처럼 나오게 된다. 먼저 좌상단과 좌하단의 그래프는 시간(X축)에 따라 주파수별(Y축) 신호의 세기(색깔)이다. 여기서 색이 남색에 가까울수록 신호가 약한 것이고 빨강에 가까울수록 신호가 센 것이다. 왼쪽 것은 좌뇌, 오른쪽 것은 우뇌이다. 우상단과 우하단의 막대그래프는 좌측의 그래프를 평균하여 하나의 값으로 나타낸 것으로, 주파수 구간별 신호(뇌파)의 세기이다. 청색은 좌뇌의 뇌파 세기, 노란색은 우뇌의 뇌파 세기이다.

데이터를 해석해 보면, 위 데이터는 기공 실행 전 / 기공 실행 5분 뒤의 뇌파를 측정한 것이다. 먼저 좌측의 그래프를 보면 기공을 시행하자 약 10Hz 근방(알파파 영역)에서 빨간색의 강한 신호가 보이는 것이 기공 전후 데이터의 가장 큰 차이점이다. 이를 다시 막대그래프로 살펴보면 기공 후에 알파파의 세기가 약 60% 정도 증가하였음을 알 수 있다.

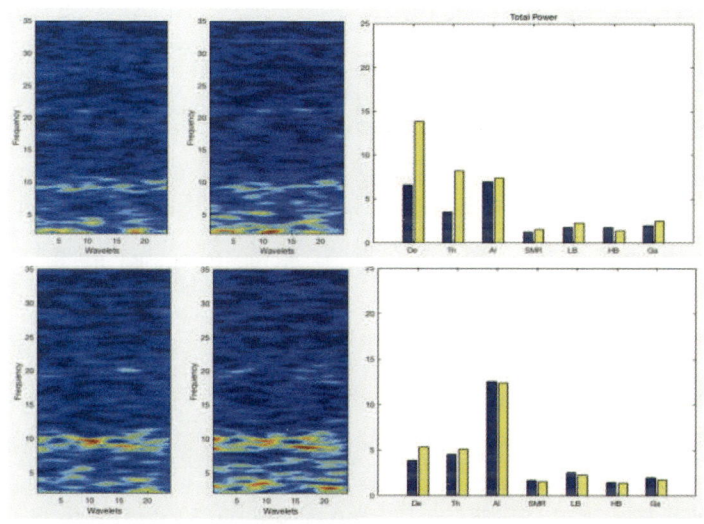

위 데이터 역시 기공태 전 / 기공태 5분 후의 뇌파를 측정한 것이다.

알파파의 세기가 60~70% 가량 증가했고, 기공태 전에 보이던 좌우 뇌의 델타파, 세타파의 불균형이 기공태 후에는 균형이 맞춰졌음을 알 수 있다. 또한 알파파는 증가하지만 델타파와 세타파의 세기가 유의미하게 감소하였다.

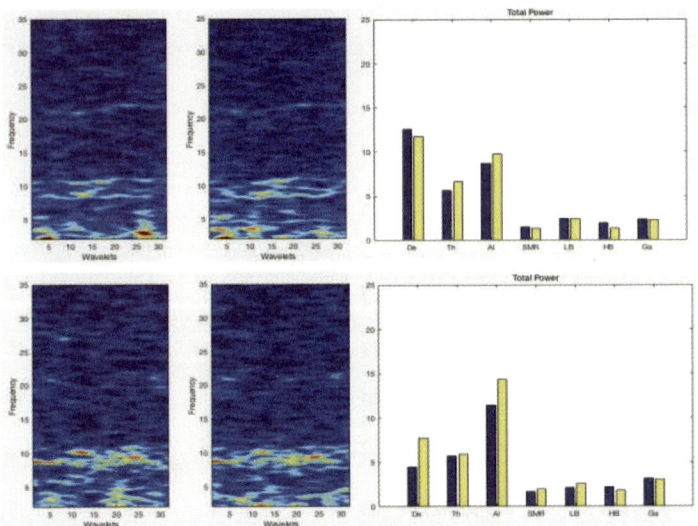

위 데이터는 그냥 눈만 감고 5분 후 뇌파 측정 / 기공 실행 5분 후 뇌파 측정한 결과이다.

그냥 눈만 감고 가만히 있는 경우에 비해 기공을 했을 때 델타파가 50% 가량 감소했으며, 알파파가 30% 정도 증가하였다.

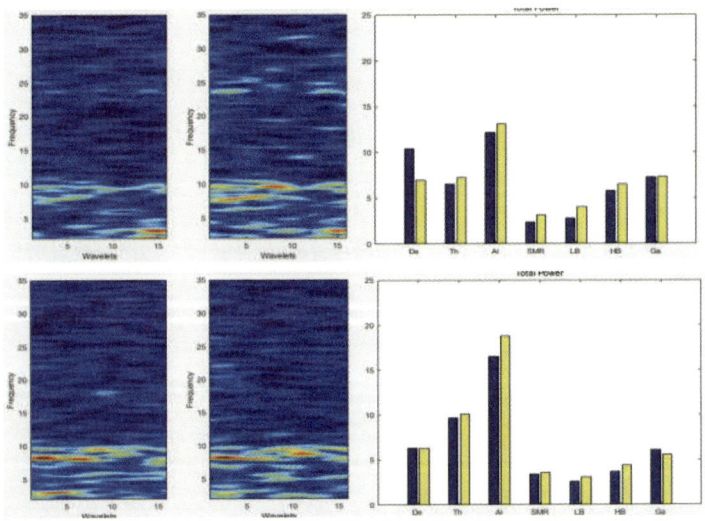

이것은 후배1의 측정 결과이다. 그냥 눈감은 상태 / 기공 세션 받는 중의 뇌파를 측정하였다.

앞선 데이터들과 다른 것은 일단 베타파, 감마파 영역의 세기가 상대적으로 강하다는 것이다. 평소에 명상을 안 하는 사람이라 그런지 잡념이나 스트레스에 해당한다고 할 수 있는 베타/감마파가 기본적으로 꽤나 발생하고 있는 것으로 해석할 수 있어 보인다. 특히 처음에 우뇌 쪽이 더 베타/감마 역이 활성화가 되어 있는 것으로 보인다. 본인의 경우는 베타/감마 영역이 거의 나오지 않았는데 비해 후배1 및 후배2의 경우에는 베타/감마 역이 상당히 활성화되어 있었다. 이것을 확인해 보려면 명상을 오래 한 사람/안한 사람 구분해서 측정해 보는 것이 유의미한 결과를 줄 것으로 보인다.

또한 결과적으로 앞의 데이터들과 비슷하게 델타파가 감소하고 세타파와 알파파가 30% 가량 증가했다. 또한 베타/감마파 세기 역시 조금이지만 줄어든 경향이 보인다.

4) 결론
- 좌우 뇌의 전전두엽 및 양쪽 귀에 위치한 전극을 통해 뇌파를 측정하였다.
- 현재까지 기공 실천을 했을 때, 델타파가 감소하고 알파파가

증가하는 경향성이 나타났다.
- 기공 세션을 받을 때도 마찬가지로 델타파가 감소하고 알파파가 증가하는 경향을 보였다.

| 자료제공 : 엄기훈 연구원 (서울대 물리학과 박사과정)

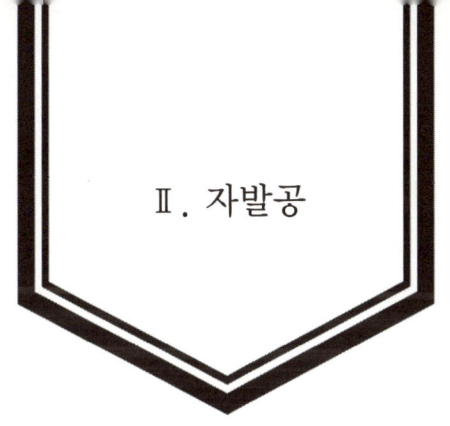

Ⅱ. 자발공

자발공이란 두 가지 이유로 일어나게 된다.

첫 번째는 경락이 감당하기 어려울 정도 양의 기운이 갑자기 체내에 들어왔을 경우이다. 이 경우 경락 자체가 그 양을 감당하지 못하고 흔들리거나 순차적으로 연결되는 방식이 아닌 경락을 건너뛰며 기가 흐르면서 신체가 움직여진다.

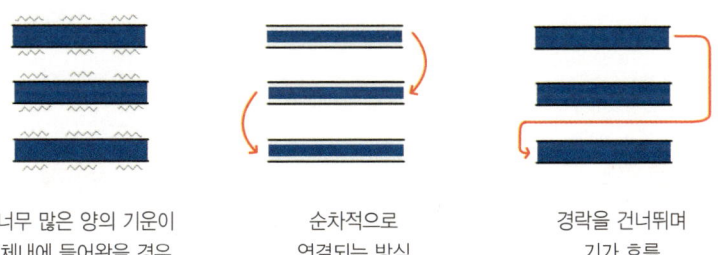

너무 많은 양의 기운이 / 순차적으로 / 경락을 건너뛰며
체내에 들어왔을 경우 / 연결되는 방식 / 기가 흐름

두 번째 경우는 특정 감정 상태나 상황에 대한 방어 작용으로 신체 특정 부위가 긴장을 하게 된다. 그런 후에 시간이 흐르면서 동일하거나 유사한 감정이나 상황이 오면 동일 부위가 긴장을 하게 된다. 이것이 반복되면서 특정 부위에는 특정 에너지가 계속 축적이 되면서 만성적인 문제를 일으키게 된다.

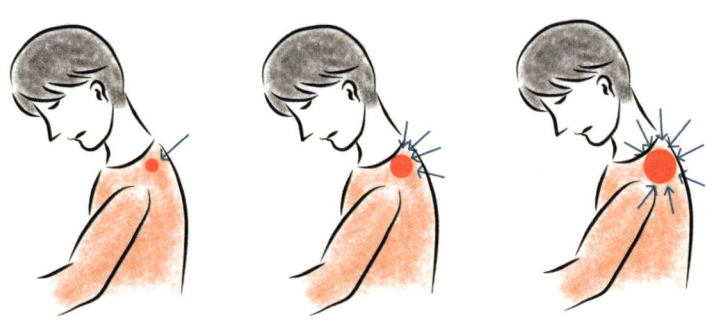

기운이 흐르면서 이렇게 긴장이 되어서 에너지가 블록을 만든 것을 열게 된다. 이 과정에서 몸이 움직이게 되는 것이다. 이를 언와인딩(Unwinding)이라고 한다.

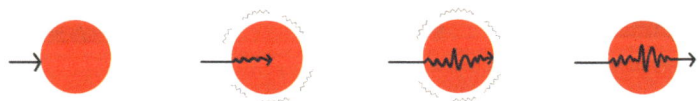

이 두 가지의 경우는 긍정적인 자발공이다. 하지만 의도적으로 움직임을 유발하거나 동작이 만들어내는 결과에 의미를 부여하게 되면 기공의 부작용이 일어나게 된다. 자발공이 만드는 동작이나 그 움직임의 궤적으로 채널링과 자동기술 등으로 하게 될 경우 대체 자아를 만들어서 자아의 분열인 입마가 일어나기 쉽다. 하지만 자발공은 빠른 시간내에 기운을 소통시키기에 기공수련 초기에는 자주 해주는 것이 좋다. 자발공은 또한 부정적인 정보장 섭동으로부터 자유롭게 해주는 공효도 있기에 자신을 괴롭히는 생각이나 감정을 떠올린 후에 행하면 그 생각이나 감정으로부터 자유롭게 된다.

1. 신체 모델

자발공을 일으키는 신체모델은 여러 가지가 있지만 기공사 임효종 선생의 방식이 가장 보편적인 모델을 보여주기에 여기에 소개한다.

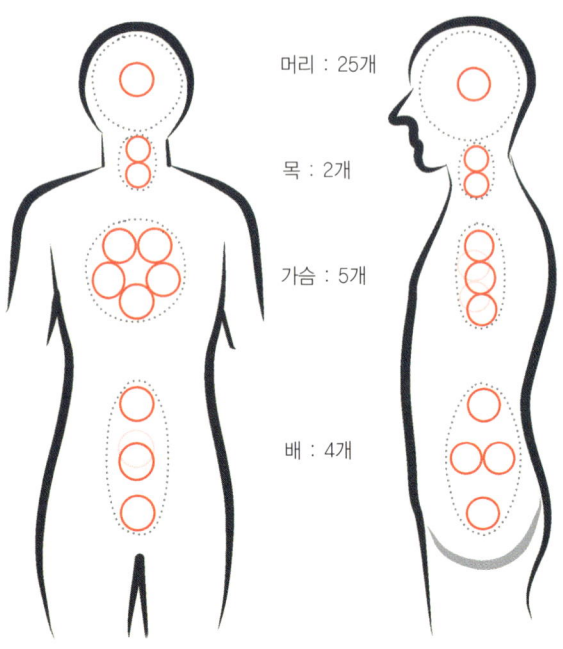

[총36개의 단주]

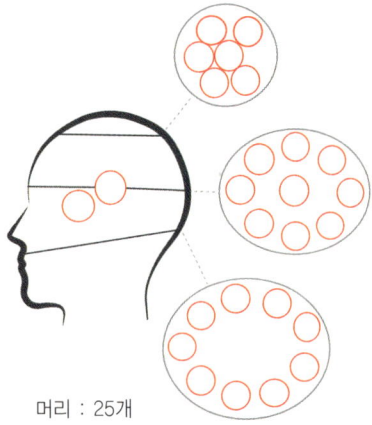

머리 : 25개

2. 적용 기법

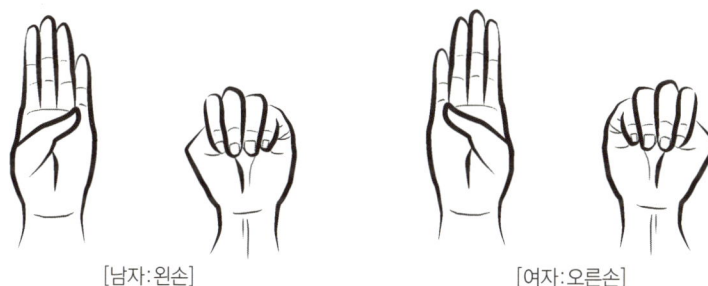

[남자:왼손]　　　　　　　　[여자:오른손]

❶ 먼저 손을 편 채로 엄지를 접는다　❷ 나머지 손가락을 접는다

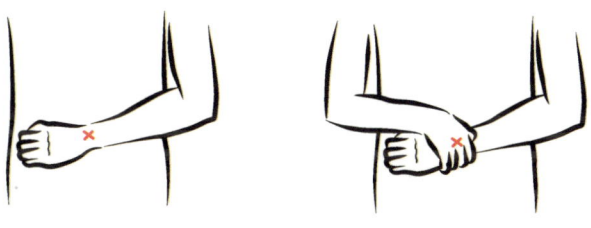

[남자] 왼손 손목의 맥이 뛰는 위치를 배꼽에 갖다 댄 후
오른손으로 왼손의 손목을 감싼다

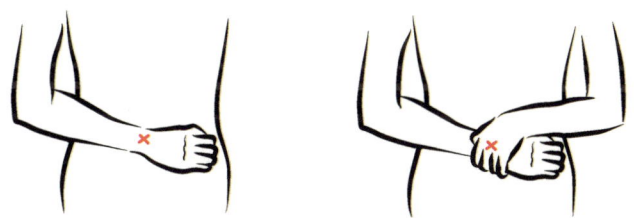

[여자] 오른손 손목의 맥이 뛰는 위치를 배꼽에 갖다 댄 후
왼손으로 오른손의 손목을 감싼다

남자는 시계 방향으로 여자는 반시계 방향으로 원을 그리며 돌면서 다음의 구결을 외운다.

我心情舒暢 神態輕鬆
아심정서창 신태경송

我飄飄若仙 如在雲中
아표표약선 여재운중

我氣血運行 經絡暢通
아기형운행 경락창통

我意守丹田 靜極生動
아의수단전 정극생동

이 구결은 기공사 양사풍 선생의 자발 오금희 동공의 구결이다.

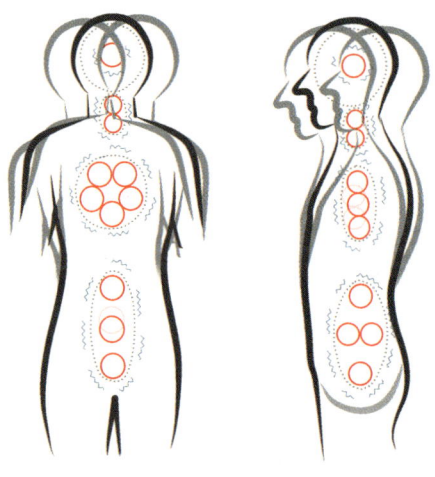

단주가 흔들리는 느낌이 들면 멈추어 선다.

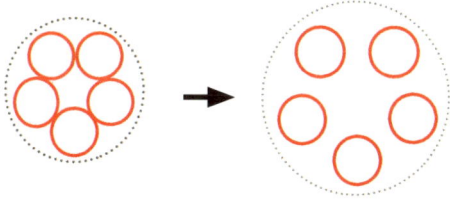

멈추어서 단주를 더욱 느슨하게 하며 단주의 흔들림에 몸을 맡기고 움직임이 멎을 때까지 행한다.

3. 빙의 현상

빙의 현상을 치유하는 것은 여러 가지 복잡한 부분들이 있으므로 여기에서는 빙의가 되었는지 판별하는 방법만 소개를 한다.

내담자의 손을 잡고 기운을 한쪽 방향으로 돌려본다. 기운이 흘러도 내담자가 반응이 없다면 빙의가 아니다.
만일 내담자의 몸이 흔들리거나 빙빙 돌거나 내담자가 어지럽다고 한다면 이는 빙의이므로 관련 전문가에게 보내는 것이 좋다.

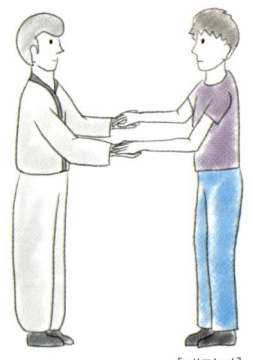

내담자의 손이 위로가게 잡는다

[내담자]

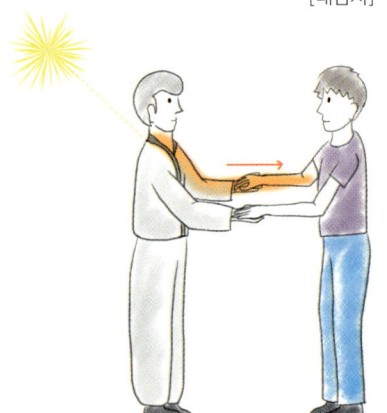

기운을 한쪽 방향으로 돌려본다

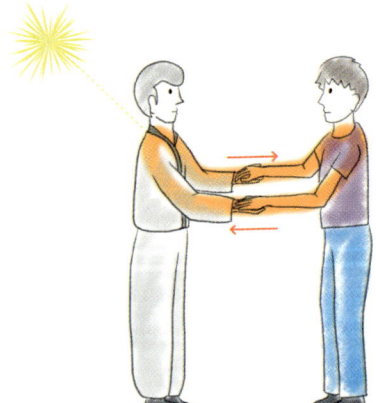

기운이 흘러도 반응이 없으면 빙의가 아니다

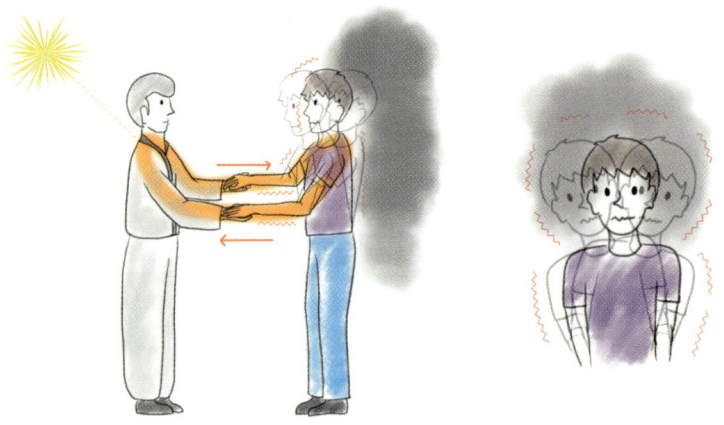

내담자의 몸이 좌우로/앞뒤로 흔들거리면 빙의이다

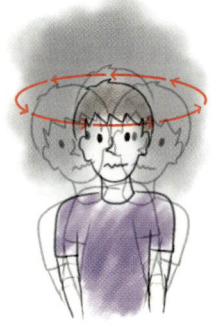 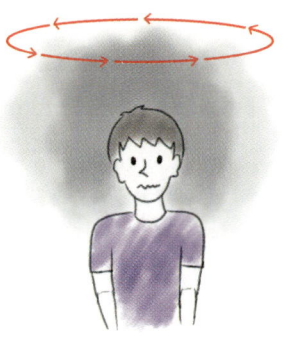

내담자의 몸이 빙빙 돌면 빙의이다

내담자의 몸이 움직이지 않더라도 어지럽다고 호소하면 빙의이다

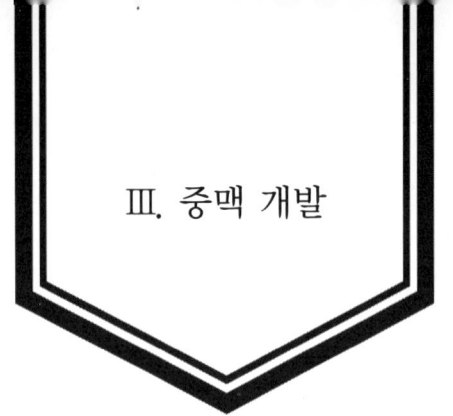

III. 중맥 개발

1. 수슘나

수슘나 또는 세슘관 등으로 불리지만 실제로는 그 이상으로 정묘한 에너지 통로가 있다.

기의 파장대가 높을수록 내부를 흐르게 되며 거친 주파수 일수록 외부를 흐르게 된다.

브라흐마 란드라를 통할 수 있는 정묘한 기운만이 사하스라라를 깨울 수 있다.

의식이 깊은 입정에 이르러서 흐르는 기의 파장이 정말로 정순해질 때 깨달음이 일어나고, 이 순간에 브라흐마 란드라가 열리며 사하스라라가 각성이 된다.

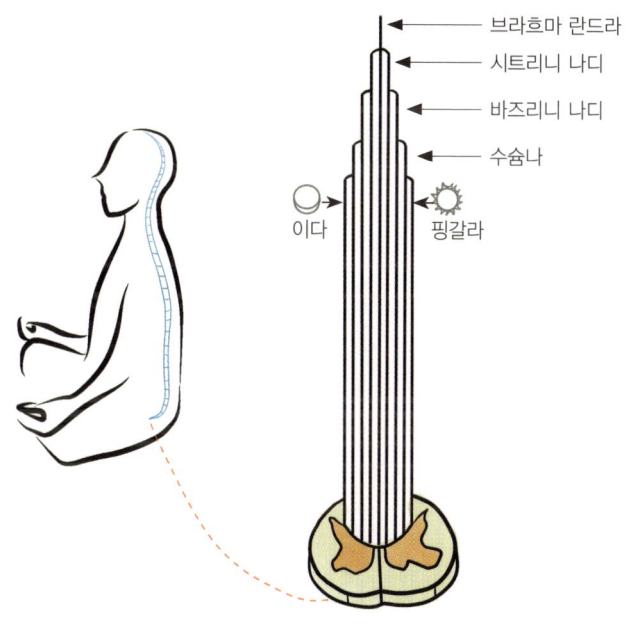

2. 차크라

1) 폴라리티 테라피 모델

오른쪽 이마는 상대적 음극이다. 그렇기에 오른쪽 전방의 에너지는 우선적으로 오른쪽 이마로 모인다. 오른쪽의 손가락과 발가락 끝에서 발해져서는 신체 우측 절반을 감싸면서 머리로 들어와 오른쪽 이마에 모인다. 오른쪽 이마가 절대적 음극이 아닌 상대적 음극이라고 했다.

이제부터 신체에서 내행을 하는데 이때는 상대적 양극이 된다. 그래서 오른쪽 이마에서 신체 내측으로 흘러 내려가게 되고, 이는 차크라의 오른쪽 부위를 아래쪽으로 스핀을 쳐준다.

이러한 흐름이 신체 전반부에서의 핑갈라이고 우기맥이고 충령이고 상아의 문이다. 뜨겁고 즉흥적이며 생명에 가득한 에너지의 형상이다. 또한 이는 뇌의 우반구와 교감신경을 관장한다. 반대로 왼쪽 이마는 상대적 양극이다. 그렇기에 왼쪽 이마에서 전방의 에너지는 분출이 된다. 왼쪽의 손가락과 발가락으로는 에너지가 흡수되어 들어간다. 이렇게 에너지가 흡수되어 들어간 왼쪽 손과 발에서 신체 내부를 통해 왼쪽 이마로 에너지가 흘러간다. 이때부터는 왼쪽 이마는 상대적 음극이 되어 에너지를 받아들인다. 이렇게 왼쪽 신체 내부에서 상승하는 에너지는 차크라의 좌측을 위쪽으로 스핀을 쳐준다. 이 결과로 각 차크라는 신체 전방을 보았을 때 좌측에서는 상향으로 쳐주고 우측에서는 하향으로 쳐주는 시계방향 운동을 한다.

이러한 흐름이 신체 전반부에서의 이다이고 좌기맥이고 태극이고 뿔의 문이다. 차갑고 합리적이며 사유로 가득한 에너지의 형상이다. 또한 이는 뇌의 좌반구와 부교감신경을 관장한다.

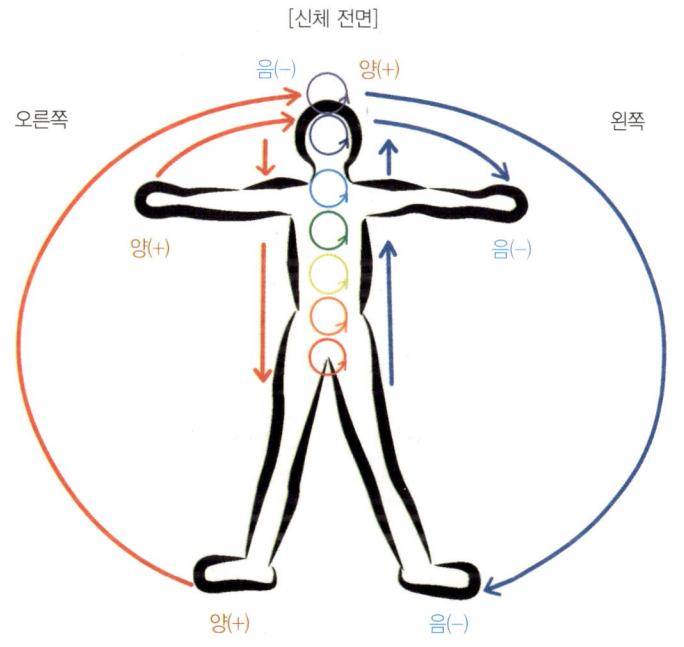

신체 후면은 반대가 된다. 우측 에너지는 우측 뒤통수에서 나와서 오른쪽 손등과 오른쪽 발뒤꿈치로 들어가서 신체 내부에서 상승하며 차크라를 스핀 시킨다. 좌측 에너지는 오른쪽 손등과 오른쪽 발뒤꿈치에서 나와서 좌측 뒤통수로 들어가서 신체 내부에서 하강하며 차크라를 스핀 시킨다. 차크라는 뒤에서 보았을 때는 우측에서 상승하고, 좌측에서 하강하는 반시계방향을 하게 된다.

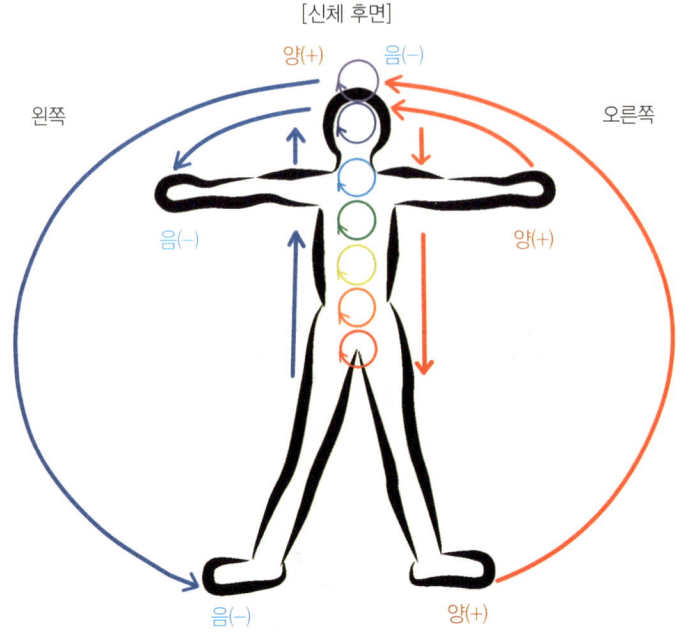

이러한 움직임은 달의 위상이 초승달에서 보름달까지의 기간 동안이다. 달의 위상이 보름달에서 그믐달이 되는 기간에는 이것이 반대가 된다. 즉, 전면이 반시계방향이 되고 후면이 시계방향이 된다.

일반적으로 시계방향을 순행이라고 하고 반시계방향을 역행이라고 한다. 달이 차오르는 기간에는 전면이 에너지가 순행을 하고 후면이 에너지가 역행을 하며, 달이 지는 기간에는 전면이 에너지가 역행을 하고 후면이 에너지가 순행을 한다.

2) 차크라 명칭과 해설

모양/색상	명칭	위치	현교(치유)	밀교(수행)	문제유형
보라색/흰색	7차크라 사하스라라 (Sahasrara)	물질계 비존재	통찰력	깨달음 완전한 상태	과다 시 환상 속에 산다.
남색	6차크라 아즈나 (Ajna)	양미간 뒷쪽의 뇌의 중심점	관조할 수 있는 능력	보이지 않는 것을 보는 능력	과다 시 자신의 인생까지도 과도하게 원근을 가지고 보기도 한다.
파랑색	5차크라 비슈다 (Vishudda)	기관과 성대 식도	자기표현 커뮤니케이션	들리지 않는 소리를 듣는 능력	부족 시 존재감이 작거나 말이 안 통한다.
녹색	4차크라 아나하타 (Anahata)	심장 뒤 척수 속	정서/감정	마음속 투영 현실화	머릿속 투영을 심장에서 의구심을 가진다. 이는 심장 보호를 위해 심장을 싸고 있는 부정적 힘 때문이다.
노란색	3차크라 마니푸라 (Manipura)	배꼽과 명치 사이/ 위장	위장의 기능과 같은 분배 분별력	영적인 존재 구분 귀신/사람 영혼	남을 너무 의지할 경우 면역체계 이상, 알레르기가 올 수 있다.
오렌지색	2차크라 스바디스나타 (Svadishna)	단전/배꼽 뒤 척추	성욕 관련 에너지	영적인 눈 다른 사람 복체, 귀신, 영혼을 인식	항진 시 성적환상 단전호흡한 사람이 귀신을 보기도 한다.
빨강색	1차크라 물라다라 (Muladhara)	마지막 꼬리뼈	생명력 성적 에너지	복체(의생신)	발기부전의 경우 생리적 문제없이 발생한 경우는 물라다라 차크라의 이상이다.

3) 황도와 차크라

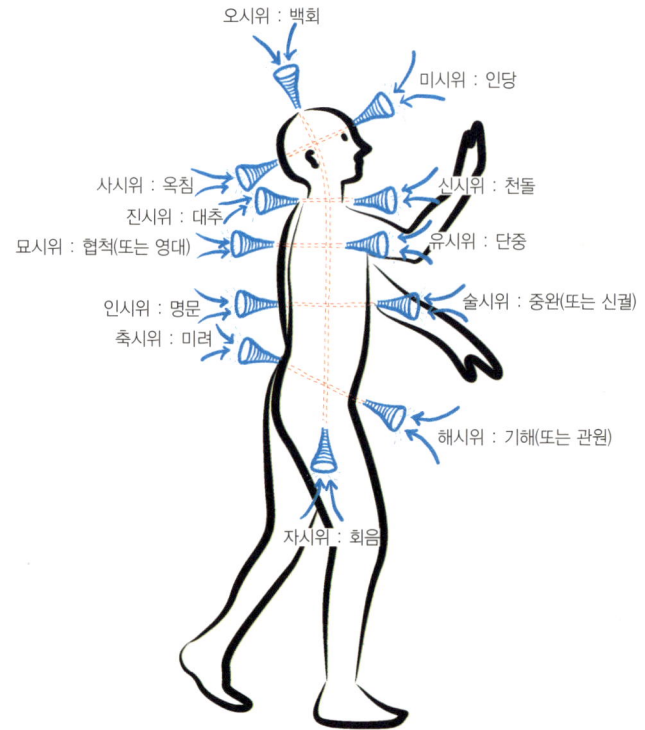

7개 차크라는 7행성에 상응을 하고, 황도 12궁은 12시위에 해당이 된다. 서양 점성술의 황도는 동양 식반의 십이지와 다음과 같이 상응이 된다.

子 - 보병궁(물병자리) : 회음

丑 - 마갈궁(염소자리) : 미려

寅 - 인마궁(궁수자리) : 명문

卯 - 천갈궁(전갈자리) : 협척(또는 영대)

辰 - 천평궁(천칭자리) : 대추

巳 - 처녀궁(처녀자리) : 옥침

午 - 사자궁(사자자리) : 백회

未 - 거해궁(게자리) : 인당

申 - 음양궁(쌍둥이자리) : 천돌

酉 - 금우궁(황소자리) : 단중

戌 - 백양궁(양자리) : 중완(또는 신궐)

亥 - 쌍어궁(물고기자리) : 기해(또는 관원)

3. 특수혈 개방

  다음의 특수 혈들은 미코 산키 박사가 정리한 것이며 본 서적의 모든 침구 시술은 손가락이나 장심을 통해 기를 방사하는 기공 침술로 행하는 것이다. 만일 합법적으로 침구 시술이 가능한 한의사라면 침구 시술로 행하는 것도 가능하다. 하지만 이 경우도 기공 침술을 더 권장을 한다. 다음 그림들의 번호순서대로 자침을 한다.

● 1번 해저륜 차크라

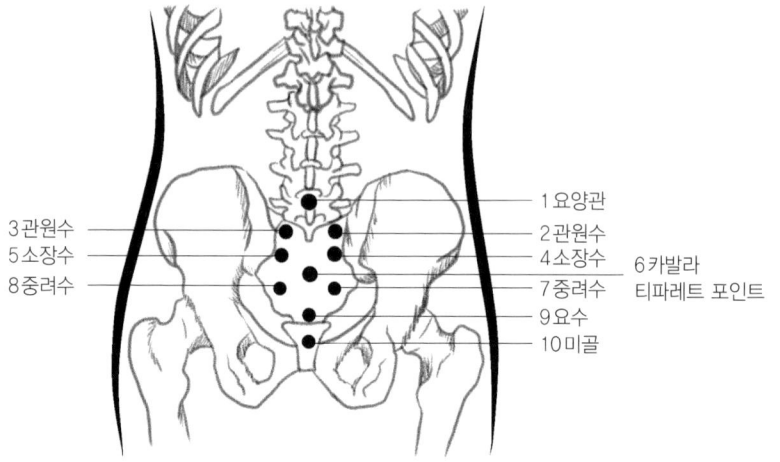

● 2번 생식륜 차크라

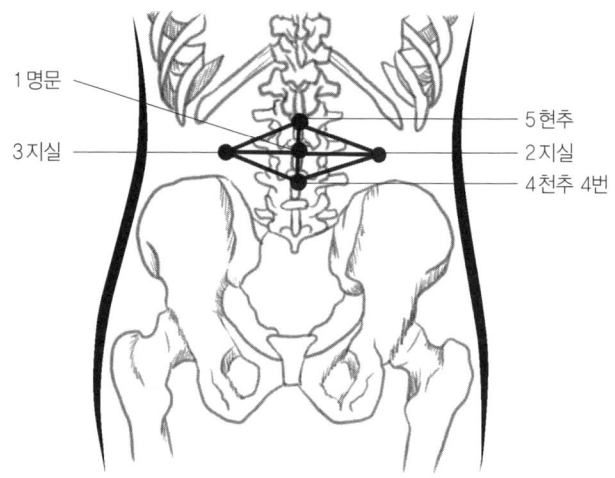

● 3번 제륜 차크라

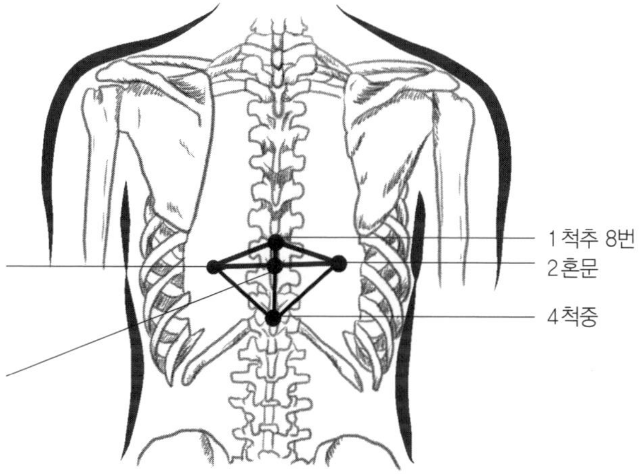

도:
- 1 척추 8번
- 2 혼문
- 3 혼문
- 4 척중
- 5 근축

● 4번 심륜 차크라

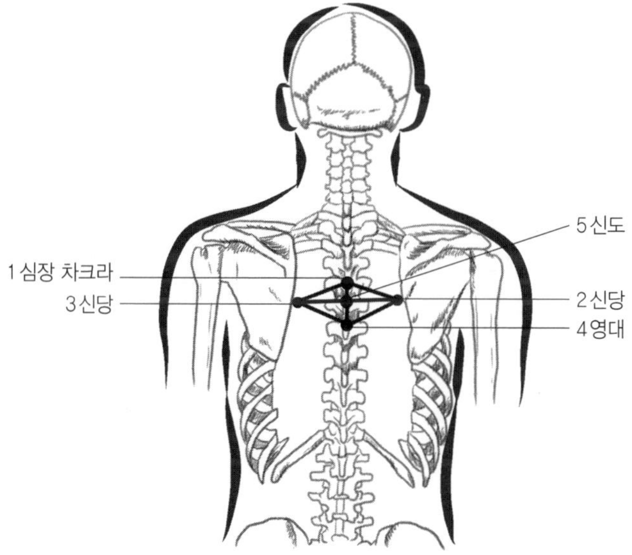

- 1 심장 차크라
- 2 신당
- 3 신당
- 4 영대
- 5 신도

● 5번 후륜 차크라

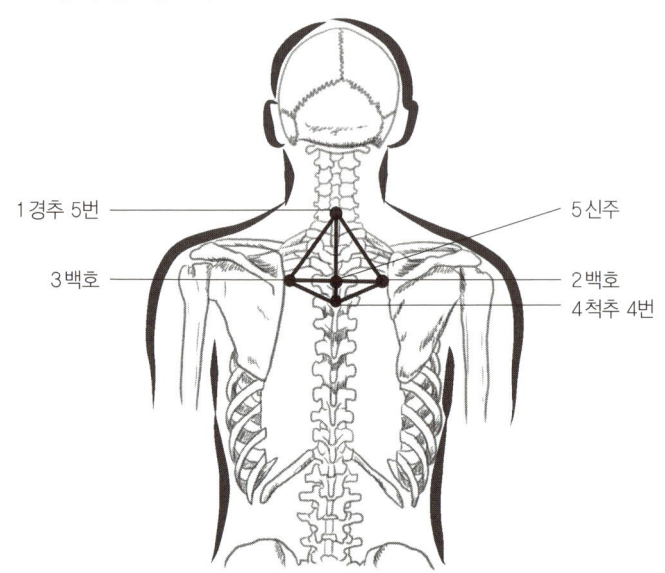

● 6번 미간륜 차크라

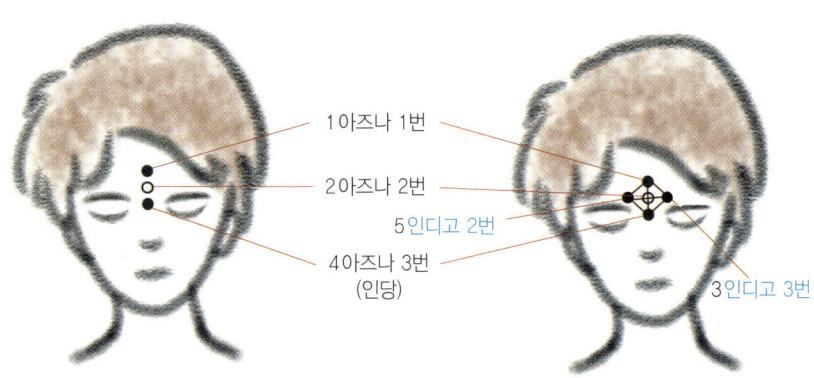

● 7번 두정륜 차크라

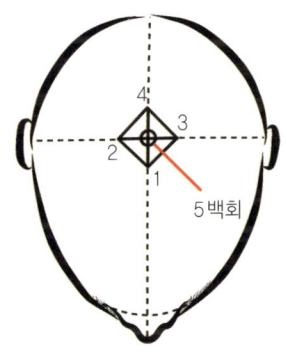

● 초월의식 패턴

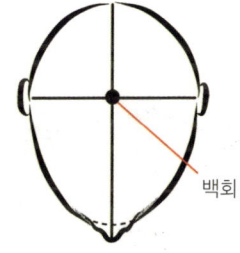
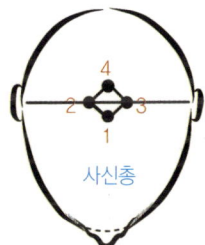

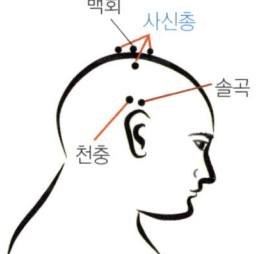
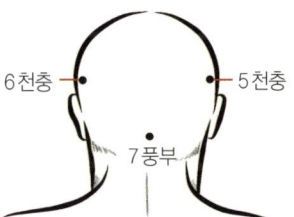

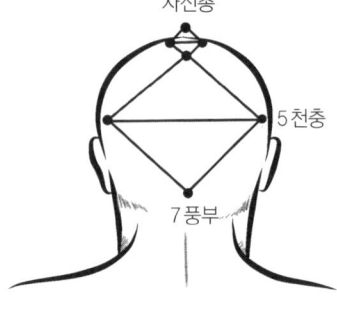
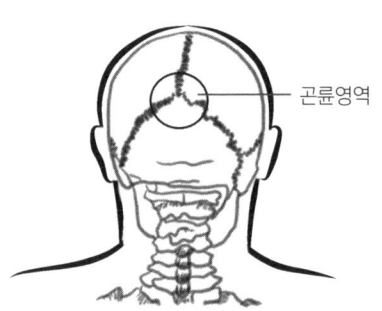

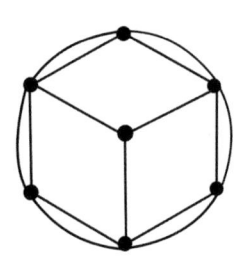

안타스카라나

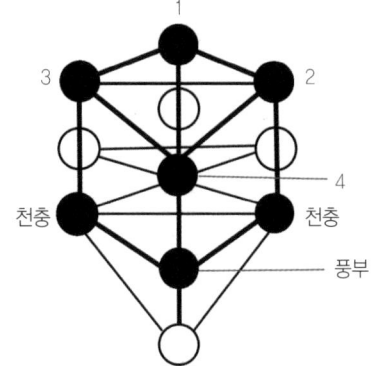

생명의 나무

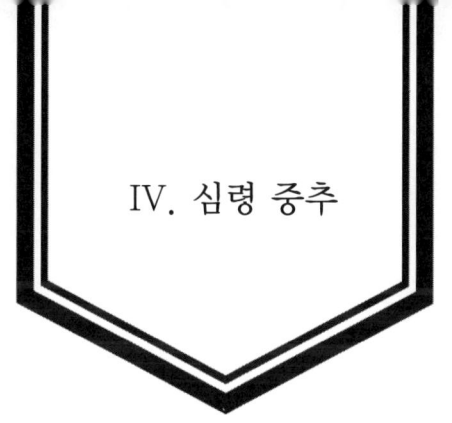

IV. 심령 중추

1. 송과선

송과선에는 7개의 뇌사가 진동을 하며 우주의 에너지와 공명을 한다. 하지만 나이가 들며 부정적인 에너지에 노출이 되며 이곳에 안 좋은 점액질이 쌓이면서 뇌사 진동이 일어나지 않는다. 그렇기에 송과선의 뇌사의 진동수를 높이는 것이 송과선을 여는 중요한 요소이다. 여기에서는 스승님께 전수받은 밀종 흑교의 태양공과 옴진동과 기공사 왕력평 선생의 영보통지능내공술의 성공 수행을 통해서 이를 성취하는 것을 소개한다.

2. 황도 심령망

이 황도 심령망은 미국의 도릴 박사의 정리이다.

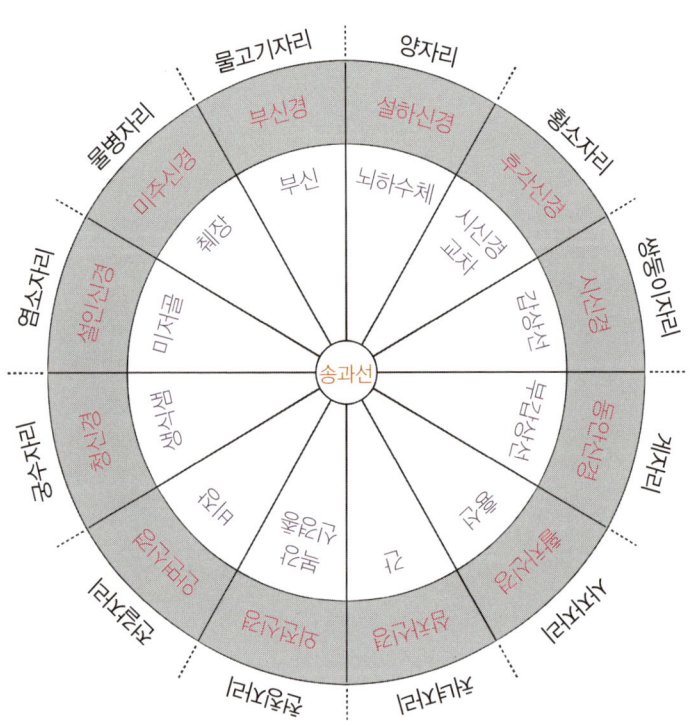

▶ 황도12궁
▶ 뇌신경계
▶ 신체부위

3. 태양공

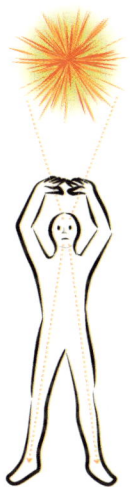

위의 그림과 같이 태양의 에너지를 받아서 천목을 통해서 다리로 내려보낸다.

익숙해지면 다음과 같이 순환시킨다.

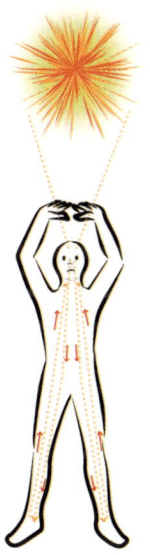

4. 옴진동

먼저 옴이란 글자가 어떻게 구성되어있는지를 알아야 한다.
옴은 세 가지 음소의 집합인데 A-U-M으로 되어 있다.

- "A-아"는 입이 다물어져 있는 상태에서 처음으로 입이 열려지는 모습으로 우주의 생성을 의미한다.
- "U-우"는 벌려진 입이 계속해서 소리를 내는 존속 또는 과정을 의미한다.
- 마지막 "M-ㅁ"은 벌려졌던 입이 다물어지면서 우주가 소멸하는 것을 의미한다.

다시 말하면 바르게 발성된 "옴"에는 우주의 생성과 존속과정과 소멸의 파동이 담겨져 있다. 그래서 실제로 발성할 때는 입 모양을 "우"로 벌린 상태에서 입에서 강하게 "아"를 발성하면 "오~" 하는 음이 발해지는데 인중 부위에 힘을 주어서 그 진동이 머릿속을 울리며 뒤통수 상단의 빈두(범혈)로 나아가야 한다. 그 상태를 유지하다가 입을 다물면 "오~ㅁ" 즉, "옴"이란 발음이 이루어진다. 이 발성을 연습하기가 까다로운데 이것이 제대로 되지 않는다면 바른 진언의 발성은 불가능하다.

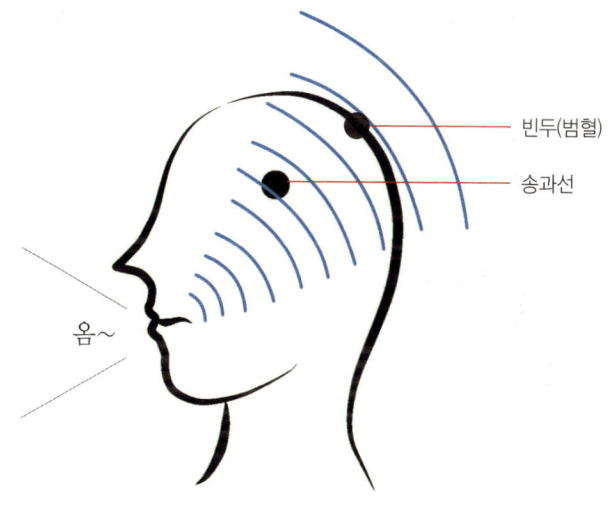

5. 전진도 용문파 영보통지능내공술 성공

먼 곳의 일점에서 의식으로 기를 끌어와 머리의 천경에서 반사시켜서 척추 선을 타고 회음에 이르도록 한다. 그런 후에 회음으로부터 기를 다시 처음의 일점으로 되돌려 보낸다. 이 과정을 반복적으로 한다.

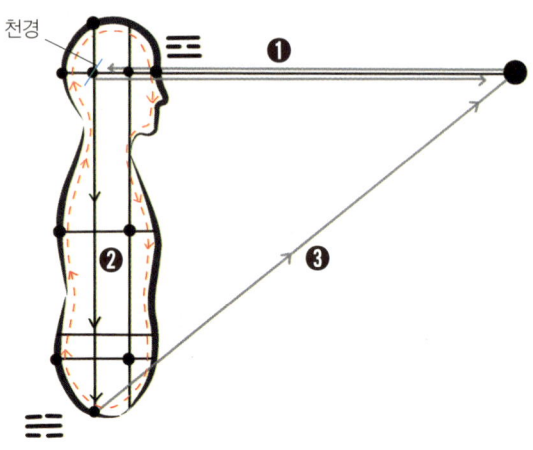

6. 오라 리딩

    오라 리딩은 치유 계통이나 마법 등의 오컬트 계통에서 상당히 중시하는 것이다. 또한 선도나 기공 수행에서도 2번째 단계에서 더 나아가기를 원한다면 오라 리딩이 가능해야 한다. 보통 차크라와 오라의 두 가지가 에너지 힐링의 가장 중요한 요소가 된다. 차크라는 내부 광이라고 하고 오라는 외부 광이라고 한다. 두 가지는 서로 관계가 있으면서 독립적으로 존재한다. 그러면 이제 오라를 중심으로 이야기를 해 나가보도록 하겠다.

일단 오라는 두 가지로 구분을 한다.

하나는 선천적 오라이고 다른 하나는 후천적 오라이다. 선천적 오라는 그 사람의 기본적인 성향 또는 영성과 관련이 되는 것으로 거의 바뀌는 일이 없다. 후천적 오라는 그 사람의 현재 상황의 반영으로 환경과 관계성과 건강 등의 이유에 따라 쉽게 바뀔 수 있다.

우리가 리딩을 하는 대상은 후천적 오라이다. 선천적 오라는 후천적 오라가 안정화가 되면 저절로 밝아지는 것이므로 신경 쓸 필요가 별로 없다. 보통 선천적 오라를 HGA(성 수호 천사)라고 한다. 선천적 오라는 그 사람이 자신의 본래 성에 맞게 살아가면 맑고 밝아지며 그렇지 못하면 혼탁해진다.

먼저 오라를 '본다'라고 하는 것을 다시 정의해보도록 하겠다. 정확히 오라 리딩의 첫 단계는 오라를 보는 것이 아니라 오라를 '느끼는 것'이다. 그러므로 오라를 보려고 하지 말고 마음을 느슨하게 해서 오라를 느끼려고 해보는 것이 그 시작이다. 어떤 사람에게 어떤 분위기가 느껴진다면 오라 리딩을 잘한 것이다. 어떤 사람과 상호작용을 하면서 그 사람이 내게 어떤 기분을 느끼게 하는지를 느끼면 된다. 그렇게 해서 각각의 사람이 보여주는 행동이나 표정 등을 분석하지 않고 통합적인 어떤 분위기를 읽는 것이다. 이것이 잘되면 다음 단계로 넘어간다.

다음 단계는 시선의 초점을 흐리는 것이다. 보통 오라를 보라고 하면 상대방을 응시하면서 오라를 보려고 하는데 그러면 오라는 보이지 않는다. 오라는 우리가 느낀 상대방의 총체적 분위기이다. 이것은 이미 우리의 뇌가 프로세스를 한 것이다. 이제 남은 것은 뇌가 이미 프로세스한 것을 시각중추와 시신경을 통해 외부에 투사하는 것이다. 즉, 오라는 밖의 대상을 보는 것이 아니라 밖의 대상에서 느낀 느낌을 내부에서 프로세스하고 그걸 다시 외부로 투사하는 것이다. 그러므로 우리가 어떤 대상에 시선의 초점을 맞추고 있으면 우리의 잠재의식이 시각중추를 사용하지 못한다. 이미 회선이 사용 중이기에 그러하다. 그러므로 그 회선들 중 일부가 사용되지 않고 여유가 있어야 외부로 투사할 수 있다.

1) 초점을 흐리는 연습

① 멍하게 초점을 잃고 허공을 바라보는 것을 연습하도록 한다.
② 그것이 되면 이제 흰 벽을 3m 정도 떨어져서 보도록 한다. 초점을 흰 벽에 놓고 손을 들어서 손바닥이 벽을 향하게 하면서 시야에 손등 쪽이 들어오게 한다. 이때 손을 보면 안 되고 초점은 벽을 보고 있어야 한다. 시야에 들어온 손에 의식을 두지만 초점을 두지 않으면서 바라보면 손가락 끝이나 주위에 흰색 아지랑이나 연무가 보인다. 이것이 잘 안되면 반대로 손과 눈의 중간 공간

을 바라보는 방식으로 해본다. 그래도 안 되면 손을 바라보면서 시야를 넓혀서 주변을 볼 수 있는데까지 확장해서 보면서 그를 넘어선 곳까지 의식을 둔다. 그것도 안 되면 반대로 손을 뚫어지게 보면서 주위의 것은 다 사라지고 손만 보이는 터널 시각을 한다. 이러한 여러 가지 방법을 복합적으로 쓰다 보면 잔상처럼 거기 없는 것이 보이게 된다. 한 가지가 가능해지면 나머지로도 모두 가능해진다. 한번 가능해서 요령만 터득하면 그 후로는 어렵지 않다.

③ 여기까지 보이게 되면 이제 오라의 색을 구분해 본다. 이 역시도 내부에서 느끼는 것을 외부로 투사하는 것이다. 그러므로 내부에서 어떻게 느끼는지를 직관적으로 느껴보는 것이 중요하다. 우선 따듯한지 차가운지 두 가지가 모두 아닌지를 구분한다. 따뜻한 느낌이면 오라는 핑크, 빨강, 오렌지, 노란색 중의 하나이다. 차가운 느낌이면 오라는 청색, 백색, 남색, 자주색 중의 하나이다. 두 가지가 모두 아니면 녹색이다. 이렇게 세 가지로 구분이 되었으면 다음은 따뜻한 색이라면 하나씩 확인해 본다.

④ '핑크색? 그럼 빨간색?' 이런 식으로 하나씩 지워나가서 남는 한 가지가 오라의 색이다. 이것이 숙달되면 즉시로 오라의 색을 직관적으로 알게 된다. 이렇게 직관적으로 알게 되는 것을 외부로 투사하게 된다. 외부로 투사가 되면 오라의 색의 밀도나 거기에 섞인 다른 이미지 등등도 인지가 된다. 이렇게 해서 외부로 투사해

서 볼 수 있다면 오라는 인체의 각 부위에서 다른 의미를 갖는다.

- 머리부위 : 신념, 가치관, 사고력
- 신체 중심 : 성격, 성향
- 팔과 손 : 재능
- 무릎에서 발 : 사회성, 현실성

이제 마지막으로 오라의 색이 의미하는 바를 알면 오라 리딩을 할 수 있다.

아래의 색들은 서로 보색 관계이다.

- 빨간색 오라 : 생명력 ↔ ● 녹색 오라 : 조화
- 오렌지 오라 : 활동력 ↔ ● 남색 오라 : 교육과 판단
- 노란색 오라 : 건강함 ↔ ● 보라색 오라 : 내면이 고요함(영성)
- 핑크색 오라 : 사랑 ↔ ● 파란색 오라 : 이성
- ○ 흰색의 오라 : 순수성 ↔ ● 검은색 오라 : 죽음

① 빨간색 오라는 생명력인데 밸런스가 깨지면 독선이나 독단적으로 상대방을 몰아세운다. 그러면 보색인 녹색의 장신구나 옷을 입거나 숲으로 가서 조화를 얻는 힘을 받아야 한다.

② 녹색 오라는 조화를 이루는 것인데 밸런스가 깨지면 우유부단해지고 자신을 잃고 남의 말에 잘 속아 넘어가며 주관 없이 다른 사람의 의견을 잘 따를 수 있다. 반대로 빨간색의 힘을 얻어야 한다.

③ 오렌지색 오라는 활동력인데 밸런스가 무너지면 생각을 하지 않고 일을 벌이게 된다. 그럴 경우 남색의 오라의 도움을 받아야 한다.

④ 남색의 오라는 교육과 판단력을 의미하며 밸런스가 무너지면 차갑게 모든 것을 비판하려 한다.

④ 노란색의 오라는 건강과 어린아이 같은 즐거움을 의미하며 밸런스가 무너지면 재미만을 위해 일을 벌인다.

⑤ 보라색 오라의 경우 내면의 고요함과 영성이지만 밸런스가 무너지면 비현실적이 되며 타인과 교류가 없어지고 지나치게 진지해진다. 그러므로 지나치게 영성을 추구하거나 도를 닦는 사람들에게는 노란색의 유치하거나 쾌락을 쫓는 그림자가 자기 치유를 목적으로 자라나게 된다.

⑥ 핑크색 오라는 사랑과 감성적인 것과 공감을 의미하며 밸런스가 무너지면 집착과 대상에 기대는 현상이 일어나게 된다.

⑦ 파란색 오라는 이성을 써서 밸런스가 무너지면 사람이건 기계건 동일하게 합리적으로만 다루려고 한다.

⑧ 흰색 오라는 순수성이며 밸런스가 무너지면 결벽증이 된다.

⑨ 검은색 오라는 보여지는 오라가 아니고 오라의 결여 상태이다. 즉, 오라가 손상, 마모되어서 사라지면 그 부분이 검은색 오라로 보여지는 것이다.

만일 머리는 남색이고 다리부위가 녹색인 사람은 어떤 사람일까? 또한 남색이 너무 짙어서 혼탁하다면 이 사람이 어떠한 상태라고 할 수 있을까? 그러면 이 사람에게 어떠한 마음가짐으로 어떠한 색의 옷을 입고 어떠한 장소에 가라고 해 줄 수 있을까? 이러한 질문에 대한 답을 해 줄 수 있다면 당신은 이제 오라 리더이다.

7. 클레어보이언스(Clairvoyance)

클레어보이언스는 보통 투시라고 번역되는 능력이다. 모든 오컬트의 기예들은 클레어보이언스가 가능해지면 쉽게 사용이 가능해진다. 클레어보이언스에서 중요한 것은 '맑은 시각'이라는 '클레어'라는 부분이다. 즉, 시각적으로 무언인가를 보는 것보다 더 중요한 것이 맑은 상태를 유지하는 것이다. 그렇기에 미국의 프로투시가들은 모두 세션의 시간만큼 자신을 정화하는 시간을 가진다. 투시를 30분 한다면 30분간은 정화를 하는 것이다. 정화는 일반적으로 심상화로 한다. 빛을 받아서 행하는 것으로 사타아난다지의 크리야 요가 방식을 추천한다.

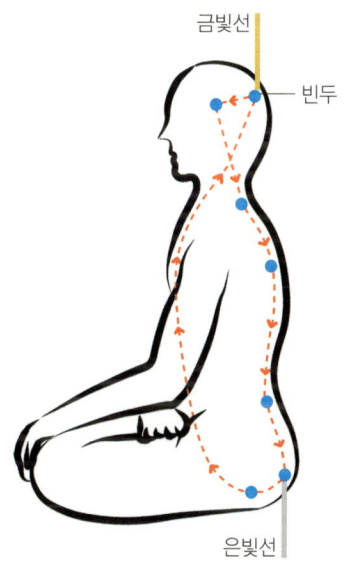

① 우선 꼬리뼈에서 은빛 선을 내려서 대지의 중심에 연결하도록 한다.

② 다음으로 뒤통수 상단의 빈두에서 천공으로 금빛의 선을 연결해서 우주의 근원에 연결한다. 빈두에서 빛을 받아서 아즈나(머릿속 한가운데)로 들어오게 한다.

③ 이 빛을 척추를 타고 내려온 후에 꼬리뼈에서 대지로 내려가

도록 한다. 빛이 다시 올라와서 신체 전면을 타고 천돌(목 아래 들어간 곳 쇄골 사이)까지 오게 한 후 고개를 살짝 뒤로 제치면서 빈두로 가도록 한다.

④ 빈두에서 천공으로 빛이 올라갔다가 다시 내려와서 빈두로 돌아온 후에 고개를 앞으로 숙이면서 아즈나로 가서 척추를 타고 내려온다.

⑤ 이 전체 과정을 반복한다.

⑥ 익숙해지면 여기에 호흡을 가미한다.

신체 전면으로 올라갈 때 숨을 들이마시면서 고개를 뒤로하며 아득하게 의식이 저 먼 공간으로 떨어져 가도록 한다. 정신없이 잠에 빠져드는 것과 유사하다.

⑦ 아즈나로 오면서 숨을 내쉬는데 고개를 아래로 살짝 접은 후 아기가 아주 낮은 소리로 색색 숨을 쉬는 듯한 기분으로 내쉰다. 이는 신체적으로 꾸벅꾸벅 조는 것과 유사한 상태가 된다.

⑧ 이 과정에서 무언가 영상이 떠오르거나 마음에 걸리는 무엇이 발생한다면 인식해서 꼬리뼈를 통해 대지로 내려보낸다. 또는 진공청소기를 상상해서 그것으로 깨끗하게 청소를 한다. 이것으로 정화가 이루어져 충분히 맑아지고 변성의식에 들어가게 되면 다음으로 문을 상상한다.

⑨ 이 문을 열면 지하로 내려가는 계단이 나온다. 문의 촉감이나 색상, 재질, 온도, 무게감 등을 느껴보도록 한다. 문을 열고 계

단을 내려간다. 계단의 모습이나 밝기, 분위기 등을 더 자세히 느껴보도록 한다.

⑩ 이제 계단을 다 내려오면 무언가 신비로운 문이 있다. 이 문의 너머에는 나의 사이킥 리딩룸이 있다. 문에 손을 대고 문에 대해서 느껴보도록 한다.

⑪ 문을 열고 방에 들어간다. 방의 모습을 살펴본다. 방안에 8개의 꼭짓점이 있다고 상상하고 이 꼭짓점으로부터 은빛 선이 방의 공간 중심에 모인다고 상상한다. 이 중심점으로부터 은빛 선이 대지로 연결이 된다.

⑫ 내가 앉아야 할 좌석에 앉는다. 그 앞에는 큰 모니터 또는 스크린이 있다. 이 모니터나 스크린으로부터 은빛 선이 내려가서 대지에 연결되어 있다. 이제 이 모니터나 스크린 안에 크리스탈로 이루어진 장미를 떠올려 보도록 한다.

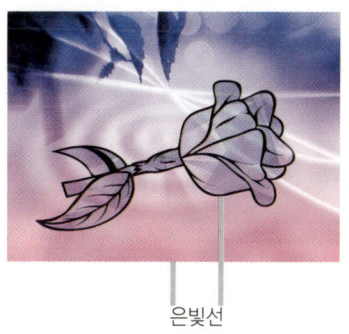

은빛선

⑬ 이 크리스탈 장미에도 은빛 선이 대지로 연결되어 있다. 이제 이 크리스탈 장미를 한번 바라보도록 한다. 이 촉감이나 재질

을 느껴보도록 한다. 그것이 다 이루어졌으면 이제 아래 연결된 은빛 선을 따라서 장미를 구겨서 버리도록 한다.

⑭ 이를 3회 정도 반복한다.

클레어 보이언스 도중에 부정적인 인상이 오면 이렇게 크리스탈 장미를 없애면 된다. 만일 그 인상이 그것으로 해결이 안 되면 스크린을 그렇게 버린다. 그 다음으로는 방 자체를 버리도록 한다. 그것으로 해결이 안 되어 내 의식에 영향이 오면 꼬리뼈를 타고 내려보내도록 한다. 그런 후에는 위의 크리야 방식으로 그 느낌이 사라질 때까지 정화를 한다.

[에센스 리딩]

이렇게 크리스탈 장미까지 준비가 되면 에너지 에센스 리딩을 한다. 일반적으로 클라이언트에게 자신의 이름을 세 번 말하라고 한다. 그러면 그 음성의 느낌에서 받은 인상을 시각적 형상화를 하는데 마치 에너지 에센스가 잉크와 같다고 여긴다. 그렇게 상상한 인상을 크리스탈 장미에 떨어뜨리고 잉크가 퍼져 나가는 것을 바라본다.

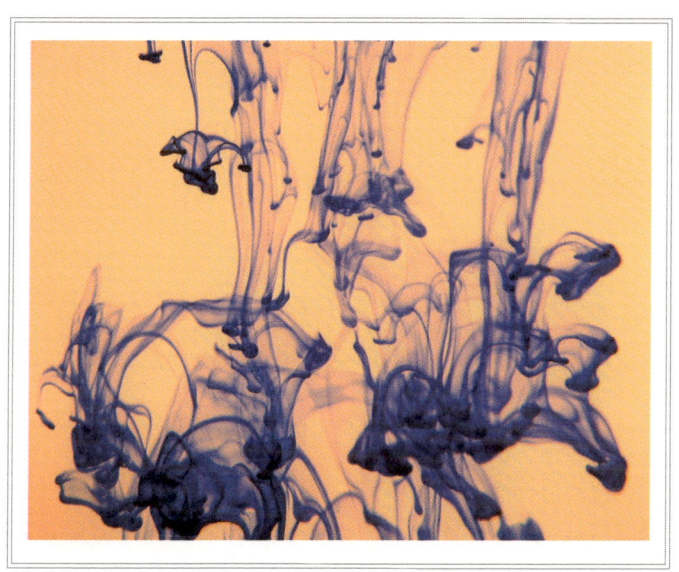

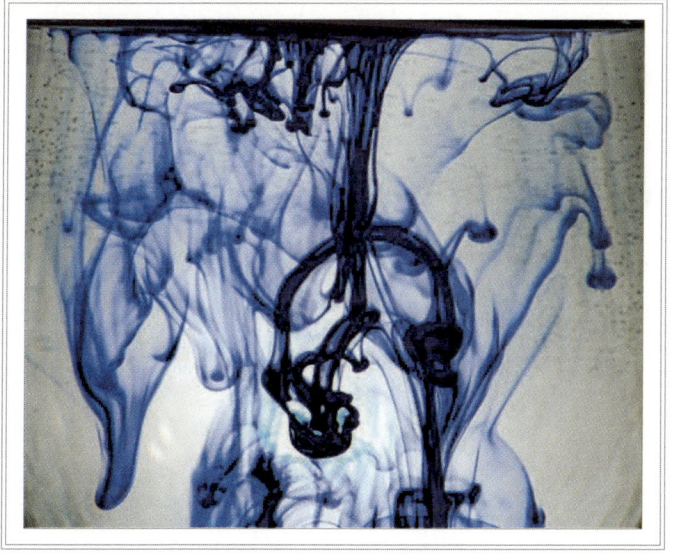

이것을 바라보고 있으면 어떠한 심상이 떠오른다. 이때 떠오르는 이미지는 내가 해석하는 것이 아니라 클라이언트가 해석하도록 해야 한다. 즉, "○○○의 이미지가 보이는데 이것이 어떤 의미를 갖나요?"라고 묻는 것이다.

예를 들어, 어떤 경우 황금용이 보였다. 투시가는 이것이 길조라고 여겼다. 하지만 클라이언트는 어렸을 때 금룡반점에서 정말로 고생만 하다가 돈도 받지 못하고 쫓겨난 경험이 있다. 이는 투시가가 자의적으로 이미지를 해석할 때 발생하는 문제를 보여준다. 클라이언트가 그 이미지에 대한 자신의 느낌을 알려주면 그때서야 그를 바탕으로 투시가는 이미지를 해석할 수 있다. 즉, 꿈의 해석과 유사한 것이 되는 것이다. 각자에게는 각자에게 맞는 이미지에 대한 인상이 있고 보편적인 경우도 많지만 아닌 경우도 상당하다. 어떤 이미지는 투시가가 그 이미지에 마음이 묶여 버린다. 대개 그 이미지가 클라이언트만이 아니라 투시가의 마음속에도 문제가 되는 이슈와 연결이 되어 있는 경우이다. 즉, 아버지와 이슈가 있는 클라이언트를 리딩하는 투시가가 동일한 이슈가 있다면 이러한 일이 발생한다. 이는 투시가에게 스스로의 마음의 묶임을 발견하고 치유할 수 있는 기회가 된다.

에너지 에센스는 음성 외에 다른 프록시(대용물)로도 얻을 수 있다. 이름과 거주지역과 나이와 본관을 중심으로 연결하는 경우도 있다. 클레어보이언스는 늘 끊임없이 정화를 하며 행하는 과정이기에 세션을 마치면 몸도 마음도 맑아져 있게 된다.

클레어보이언스와 기공 치유는 서로 간에 큰 도움이 된다. 클레어보이언스를 통해서 리딩하는 것은 사람에 따라 조금씩 다르다. 일반적으로 달이 커지는 기간에는 좀 더 현실적이고 달이 작아지는 기간에는 좀 더 상징적인 이미지가 보인다고 한다. 어떤 투시가는 전생을 잘 보고 어떤 투시가는 미래를 잘 보고 어떤 투시가는 영혼을 잘 볼 수 있다.

이러한 에센스 리딩은 누구나 다 가능한 것으로 특정한 소질과 무관하다. 개인적으로 소질이 있다고 스스로 생각하는 사람들이 오히려 자신의 스코토마(선입관으로 다른 가능성을 보지 못하는 현상) 때문에 에센스 리딩을 잘못 해석하는 경우가 생길 수 있다. 그리고 중요한 것은 모든 인상은 이미지이기에 당사자만이 정확한 의미의 해석이 가능하다. 투시가가 해석해주는 경우 틀릴 가능성이 많으므로 누군가를 허락 없이 혼자 리딩하고 이 사람은 이렇다 저렇다라고 말하지 않는 것이 좋다. 클레어보이언스가 제대로 되기 위해서는 투시가와 클라이언트의 공동 작업이 필요한 것이다. 클레어보이언스는 수련만 꾸준히 한다면 신점에 가까울 정도의 적중률을 보일 수 있다.

8. 클레어센션스 (Clairsentience)

클레어센션스는 '맑은(명료한) 감각' 또는 '맑은(명료한) 지각'이라고 번역이 된다.

동양에서는 기감이라고 말하는 부분을 클레어센션스의 일종으로 분류를 한다.

1) 싸이코메트리(Psychometry)

싸이코메트리는 '정신계량' 또는 '정신측량' 정도의 의미로 번역이 된다. 보통 물건에 깃든 기록을 리딩한다는 의미로 쓰여진다. 만약 자신의 기감이 발달했다든지 기감을 발달시키고 싶은 경우 클레어센션스의 일종인 싸이코메트리를 수련해 볼 것을 권장한다.

사이코메트리는 형식에 따라서 다음의 세 가지로 구분이 된다.

① 물체 리딩

첫 번째, 물체 리딩이 가장 보편적으로 알려진 기법이다. 이 기법은 물체를 손에 들고 인당에 물체를 갖다 대거나 손가락 끝으로 접촉하거나 하단전(체감각-세션의 중심센터)에 물체를 갖다 대고서 행하는 경우가 많다.

② 장소 리딩

두 번째, 장소 리딩은 다우저들이 행하는 경우가 많다.

③ 인체 리딩

세 번째, 인체 리딩은 힐러들이 행하는 경우가 많다.

[사이코메트리가 일어나는 이론적 배경]

사이코메트리가 일어나는 이론적 배경에 대해서는 두 가지 가설이 일반적이다.

① 오라장

첫 번째 오라장 이론이 가장 보편적이다. 모든 존재에는 각 존재를 특별하게 하는 오라장이 있고, 그 오라장은 다른 오라장에 영향을 미치므로 한사람이 오래 접촉한 대상에는 오라장의 흔적이 남아 있어서 싸이코메트러가 그것을 리딩할 수 있다는 것이다.

②홀로그램

다음으로 홀로그램 이론은 근래에 대두되는 것으로 프랙탈 이론과 같다. 작은 일부 안에도 전체가 깃들어져 있다는 것으로 한 사람의 에너지의 일부(에센스)가 담겨 있는 것에서 그 사람의 전체를 홀로그램처리 할 수 있다는 의미이다. 어떤 이론을 바탕으로 해도 싸이코메트리는 유용한 도구로써 가장 쉽게 개발이 가능한 싸이킥(Psychic) 툴이다.

[싸이코메트러가 되는 연습 방법]

싸이코메트리를 연습하는 방법은 우호적인 사람과 함께 작업하는 것이 좋다.
어떤 사람이 오랜 기간 몸에 지녔던 물건으로 시작한다.
가장 중요한 것은 '느낌'이다. 처음 그 물건에 접촉했을 때 어떤 느낌이 느껴지는지를 묻는다. 그 느낌은 물건으로부터 올 수도 있고 전신에 느껴질 수도 있다.
예를 들면, 금속물체를 처음에 느꼈을 때는 찬 느낌이 정상이다. 하지만 접촉하는 순간에는 물질적으로 찬 느낌이지만 무언가 따뜻한 '느낌'이 들 수도 있다. 또는 손에 닿은 부위는 찬데 몸 주위의 오라장(기장)이 따뜻한 느낌이 들 수도 있다. 정서적으로 따스한 느낌이 들거나 그냥 머릿속에 '따뜻하다'라는 단어가 떠오를 수도 있다.

어떤 것이든 상관이 없다. 그러므로 중요한 것은 나의 몸과 정서적 느낌에 주의 집중을 하는 것이다. 몸 전체를 느끼고 심장부위를 느끼는 것이다.

조금 더 자세한 예를 들어보도록 하자.

물건을 양손에 들고 하단전에 가져다 대는 것으로 가장 쉽게 시작할 수 있다. 그렇게 하단전에 갖다 댄 후에 몸 전체의 반응과 정서적 반응을 관찰하는 것이다.

갑자기 허리가 아플 수도 있다. 그 경우 그 물건의 주인이 허리가 아픈 것의 리딩일 수도 있고 그 물건의 주인이 일을 중도 포기하는 습성이 있어서 일수도 있다.

이처럼 리딩의 결과는 상당히 상징적이다. 그러므로 가능하면 그 의미를 해석하지 말고 그 느낌에 의식을 두고서 더 깊이 느낌을 음미하도록 한다. 그렇게 하다 보면 점차로 의식이 확장되면서 명료한 느낌을 인지할 수 있을 것이다. 슬픈 느낌, 피로한 느낌, 기쁜 느낌, 화사한 느낌. 점차로 이러한 막연한 느낌에서 세부적인 느낌들이 떠오르기 시작할 것이다. 또 다른 방법으로 그 물건을 '묘사'하는 것이 있다.

눈앞에 은반지가 있다. 광택이 조금 가신 것으로 보아서 어느 정도 오래된 물건 같다. 은반지는 녹색 테이블로 덮인 테이블 위에 있다. 이렇게 사실 그대로를 묘사하다 보면 어느 순간 '사실'이 아닌 '짐작'이 올라오기 시작한다. 그 은반지는 무언가 고풍스러운 분위기를 가진 것 같다. 보고 있으니 아련한 추억을 떠올릴 때처럼 가슴이 저며 온다. 그러면서 따뜻한 느낌이 내 몸 주위에 느껴 온다.

이렇게 느낌을 점차로 오감으로 느껴보기 시작하면 어떠한 냄새가 느껴진다든지 색감이 느껴진다든지 소리가 들리는 것 같은 느낌이 들 것이다. 이렇게 오감으로 투사되는 느낌을 좀 더 명료히 잡아내어서 영상과 소리와 분위기 등을 인지하도록 훈련을 하는 것이다.

2) 클레어센션스의 방법

어떤 방법을 사용해서든지 클레어센션스를 사용하기 전에 스스로를 정화해야 한다. 가장 간단한 방법은 빛의 샤워를 상상하는 것이다. 이완을 한 후에 빛줄기를 맞으며 자신의 오라장 → 육체 → 의식의 순으로 정화를 한다. 충분히 정화되었음을 느꼈을 때 클레어센션스를 시도하면 좋은 결과가 있을 것이다. 클레어센션스에는 앞서 배운 싸이코메트리 외에도 다우징(근력테스트까지 포함)이나 무무(巫舞) 등도 포함이 된다.

　에너지 에센스에 접속하고 그 에센스를 대상으로 리딩을 하는 것이다. 즉, 누군가가 자신의 이름을 적은 종이를 손에 쥐고 리딩을 한다면 종이에 담긴 에너지 에센스에 집중을 하는 것이지 그 이름을 쓴 사람 자체를 생각하는 것이 아니다.
　클레어센션스의 경우는 자신의 신체와 마음에 다음과 같은 질문을 던지는 방법으로 더 깊은 리딩을 할 수 있다.

"이 느낌이 의미하는 것이 무엇이지?"
"남자인가, 여자인가?"
"넓은가, 좁은가?"

　또한 느껴지는 것의 맥락을 파악하지 말고 느껴지는 그 즉시로 말하는 것이 좋다. 앞뒤 상황을 모두 살핀 후에 전달하는 것보다 즉시로 말하는 것이 더 정확하다.

　예를 들어, 모니터에 좋아하는 사람의 사진을 띄워 본다. 그리고 모니터가 그 사람의 에너지 에센스로 가득 찬다고 상상한다.

눈을 감고 가볍게 손끝으로 모니터에 접촉을 한다. 나의 몸에게 묻는다. '뜨거운가? 차가운가? 갑갑한가? 시원한가? 넓은가? 좁은가?' 이런 식으로 몸이 느끼는 것을 느껴본다.

다음은 나의 마음에게 묻는다. '상쾌한가? 우울한가? 기쁜가? 화가 나는가? 찝찝한가?' 이런 식으로 마음이 느끼는 것을 느껴본다.

일단 느낌이 느껴지면 그 느낌을 쫓아가도록 한다.

이때는 그냥 떠오르는 것과 느껴지는 것을 있는 그대로 인지하도록 해본다. 만일 클레어센션스가 제대로 작동한다면 며칠 내로 그 연예인에 대해서 내가 한 리딩과 유관한 내용의 정보를 접할 수도 있을 것이다.

또 하나는 예는 실종사건에 대한 기사를 접하고서 그것이 실종인지 납치인지를 느껴보도록 하는 것이다. 이것은 개인적으로 또는 아는 사람들끼리만 결과를 공유하고 공공연하게 주장하지는 않도록 한다.

미리 어떠한 틀을 두지 말고 깨끗하고 맑은 상태로 느껴보도록 한다. 같은 장소가 한 시간 전과 한 시간 후가 다른 느낌이 나는 것도 정상이다.

한 시간 전에 불국사 사진에서 느낀 것과 한 시간 후에 불국사 사진에서 느낀 것이 전혀 다를 수 있다. 중요한 것은 자신의 내면의 지각능력 중 하나가 활동하기 시작한다는 것이다.

[클레어센션스에서 클리어 상태를 유지하는 방법]

에너지 에센스에 접촉하는 순간에 에너지 에센스는 우리의 몸과 마음에 스며든다. 그렇기에 초기 접촉 후에 리딩을 하는 동안에 접촉을 유지할 필요가 없다. 하지만 클레어센션스에서 클리어 상태를 유지하는 것은 몇 번을 강조해도 모자라지 않는다.

그러므로 접촉 후 리딩 중에 무언가 에너지 에센스를 오염시키는 느낌이 든다면 즉시로 정화작업을 하고서 다시 에너지 에센스에 접촉하도록 한다.

프로페셔널 싸이킥들도 한 번의 리딩에 이러한 에너지 에센스 재접촉을 보통 7~8회를 행한다. 그만큼 리딩 중간에 조금의 오염이 느껴지면 즉시로 정화를 하고 다시 한다는 의미이다. 또한 이렇게 에너지 에센스가 우리의 몸과 마음에 스며들기에 리딩을 마친 후에 그 연결을 끊고 정화를 하는 것이 중요하다.

한 가지 예로 리모트뷰어 중 한 명은 자신이 아내를 죽이고자 하는 욕망에 사로잡혀서 집에 들어가지 못하는 경우가 발생했고 그 결과로 다음 날 신문에 자신이 리모트 뷰잉으로 감시하던 정치인의 아내가 사고로 죽었다는 기사를 접했다. 그는 그 사건이 사고가 아닌 그 정치인의 살인이라고 확신을 한다.

가장 간단한 방법으로는 리딩을 마치고 자신에게 선언을 하고 정화명상을 하는 것이다. 정화 후 눈을 뜬 후에 자신의 핸드폰을 들고 통화종료 버튼을 누른다. 이렇게 함으로 해서 물질계에서 충분히 강력한 리추얼로 연결을 종료하는 것이다.

[클레어센션스에서의 오염]

실천적 싸이킥 리더들은 싸이킥 리딩 중에 빛나는 존재가 된다는 것에 공감을 한다. 이 말은 다른 세계의 존재들의 눈에 그렇게 비친다는 것이다. 마치 등대와 같아서 지혜가 있는 존재는 방향의 중심으로 잡지만 그렇지 못한 존재들은 그대로 빛에 끌려 온다.

에너지 에센스의 오염은 크게 두 가지에서 일어난다. 하나는 자신의 MEF(Mental Emotion Form)에 의한 것이고, 다른 하나는 이렇게 빛에 이끌려 온 다른 세계의 존재들에 의한 것이다. 초기에 접촉한 에너지 에센스 리딩을 하다 보면 어떤 느낌은 그 에너지 에센스와는 이질적으로 느껴지는 것들이 리딩이 되는데 이것이 오염되는 느낌이다. 리모트 뷰잉에서는 AOL(Analytical Overlay)이라고 해서 처리한다. 모든 비주얼 이미지들을 없애버린다. 이유는 그러한 미묘한 차이를 감지하기 어려운 사람들을 위한 기법이기에 그렇다. 하지만 다우저들은 이러한 가설에 반대하는 경우가 많다. 이렇게 기감을 운용하는 순간 그 사람은 다른 세계에서 빛을 발하게 된다. 그러면 빛을 따라서 존재들이 모인다. 선도나 기공 수행을 하다 빙의된다는 케이스들은 모두 이러한 케이스들이다. 수행경력이 길건 짧건 기의 감각을 사용하려고 마음을 사용하는 순간 빛을 발하기에 그렇다. 기를 느끼려고 하는 순간 그렇게 된다. 그렇기에 뛰어난 리딩 능력이 있는 이들은 자신의 주위에서 누가 명상에 들었으며 그 명상의 깊이가 어느 정도인지를 리딩을 할 수 있다. 그 빛의 밝기를 알 수 있기 때문이다.

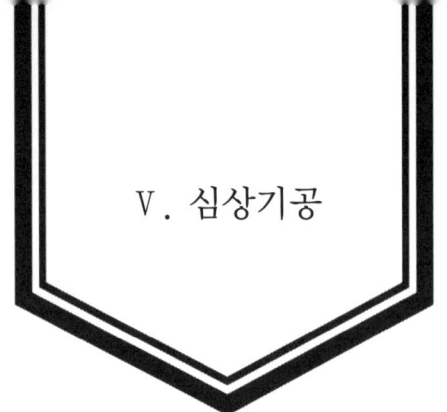

Ⅴ. 심상기공

심상기공은 현대의 발달된 기능적 뇌과학을 바탕으로 구성이 된 기공법이다. 다크아트 최면의 한가지로써 활용이 된다.

1. 상상기공

상상기공은 심상기공의 첫 단계로써 상상 속의 신체와 실제 신체를 일치시키는 것이다.

우리는 우리 몸을 뇌 속에서 하나의 지도로써 구성하고 있다. 그렇기에 익숙하지 못한 동작을 처음 배울 때는 몸이 따라가지 못

한다. 이는 뇌에서 그 동작을 할 수 있는 신체적인 맵(Map)이 아직 만들어지지 않아서 그런 것이다.

그러므로 상상기공이란 이렇게 신체와 뇌 속에서의 신체 맵을 일치시키는 것을 훈련하는 것이다.

1단계 : 신체를 움직이며 정신 공간에서도 동일하게 그 신체를 움직이는 상상을 한다.

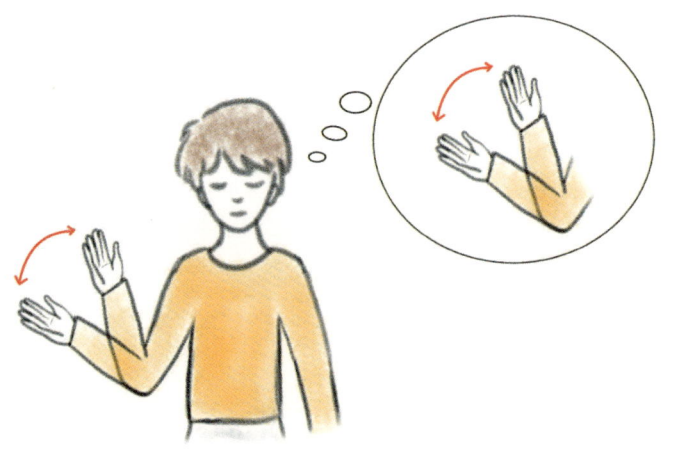

2단계 : 정신 공간에서 그 신체를 움직였을 때 실제 물리적인 신체에도 그 반응의 느낌이 나도록 한다.

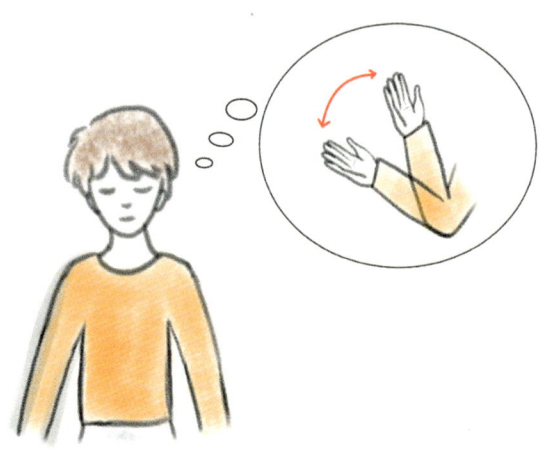

2. 망상기공

망상기공은 심상기공의 두 번째 단계이다.

상상기공이 우리가 심상을 의도적으로 사용하는 것이었다면 망상기공은 불수의적으로 일어나는 망상을 조절하기 위한 것이다.

예를 들면, 불길한 생각이 머릿속에서 떠나지 않을 때 그것이 실제 위험을 예고하는 것이 아니라 생각으로만 작동을 한다면 없애는 것이 더 나을 것이다.

이를 없애기 위해서 여러 가지 방법을 사용하지만 쉽게 사라지지 않는다. 망상기공은 이러한 부정적인 정신작용을 무력화시키는 훈련법이다.

1단계 : 망상에 형상을 부여한다.

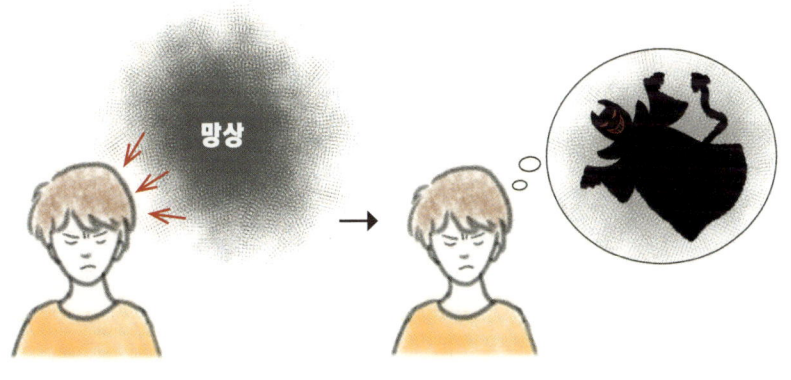

2단계 : 형상의 작은 일부를 바꾼다.

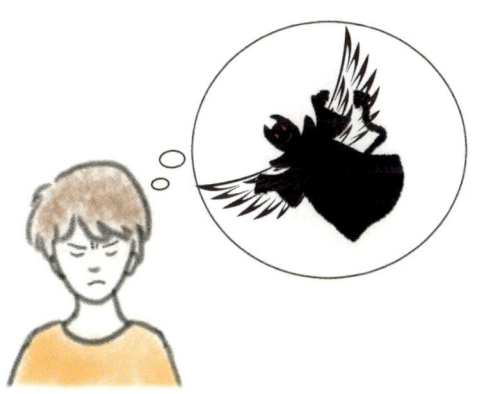

3단계 : 형상의 전체를 바꾼다.

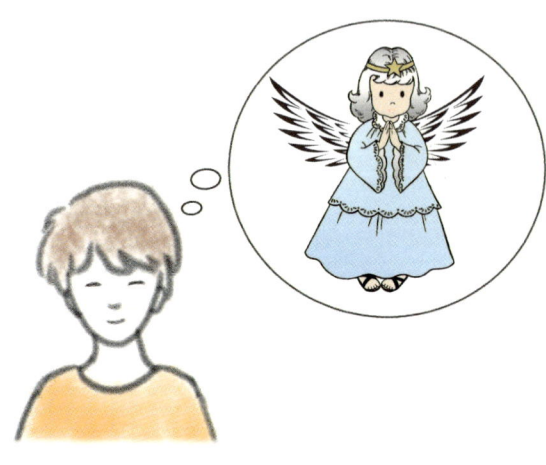

3. 공상 기공

공상 기공은 심상기공의 마지막 단계로 의식을 정신 공간에 투사하는 것이다.

이때 자신이 1인칭 시점으로 투사를 하는 것을 원신(元神)이라고 하고 3인칭 시점으로 투사된 어떤 형상을 따라가며 보는 것을 식신(式神)이라고 한다.

1단계 : 정신 공간에 또 하나의 형상을 상상으로 그린다.

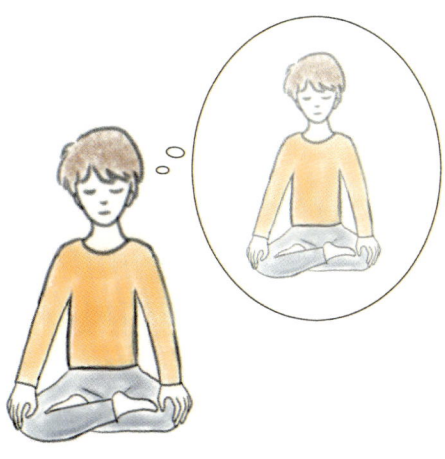

2단계 : 정신 공간의 형상에 의식을 투영해 본다.

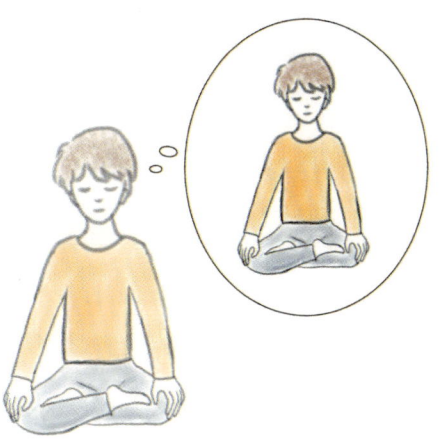

3단계 : 형상 속으로 의식이 옮겨 가지 않으면 형상을 바라보며 형상을 움직이게 한다.

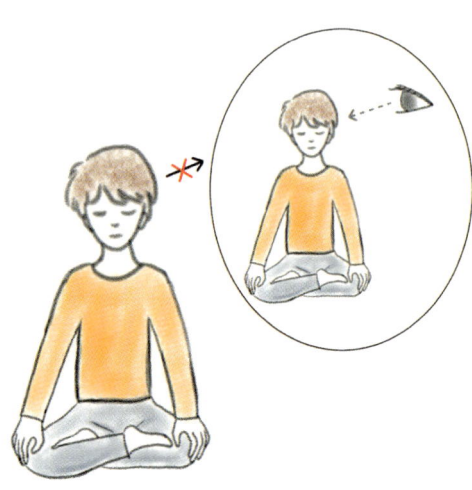

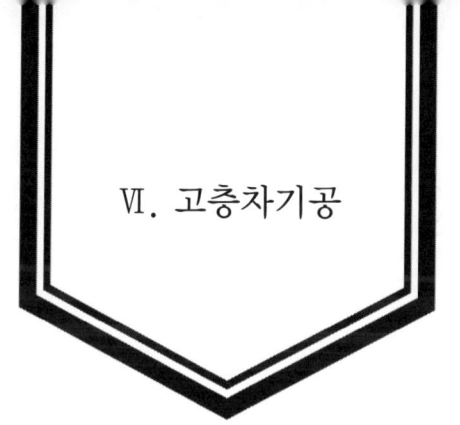

Ⅵ. 고층차기공

1. 삼계 모델과 7중 구조

오컬트의 가장 기본적인 구조는 존재의 7중 구조이다. 물론 7중이 아니라 8중이나 9중이나 11중이나 13중 등의 다른 층 차로 구분을 하기도 하지만 대개 7중이 일반론이다.

기공에서는 활력계를 하삼계라고 하고 정서계를 중삼계라고 하고 정신계를 상삼계라고 한다.

이는 각각 정기신을 의미한다.

Void (空)	
심연의 선	상위계 (하이매직)
Divine Body → Divine Realm → 신성계	
Spiritual Body → Spiritual Realm → 영성계	
Causal Body → Causal Realm → 인과계	
심연의 선	하위계 (로우매직)
Mental Body → Mental Realm → 정신계	
Astral Body → Astral Realm → 정서계	
Etheric Body → Etheric Realm → 활력계	
심연의 선	
Physical Body → 현실계	

우선 가장 상위에는 Void가 있다. 이를 번역하면 '공(空)'이 된다. 이 보이드의 아래에는 심연이 존재하며 일반적으로 건널 수 없다. 이 보이드에서 스스로가 스스로를 자각하면 파동의 진동수가 낮아지며 심연을 건너 조금 더 아래쪽으로 내려간다.

이때의 자각이 바로 "I am that I am."이라고 한다. 모세가 신의 이름을 물었을 때 신의 답변이 이것이었다. 이를 '순수자각'이라고 하며 명칭은 Divine Body라고 불리고 이 세계를 Divine Realm이라고 한다. 명칭이 신성체이고 그가 속한 세계가 신성계이다. 물론 이 레벨에서는 존재와 세계가 같은 것이기에 신성체가 곧 신성계이다.

이 신성계이자 신성체인 순수자각이 무언가를 하겠다는 의도를 내게 된다. 즉, 아무것도 없는 곳에서 스스로를 인지하는 자각이 일어난 후에 인지된 자신이 무언가 하려 하는 것이 '순수의도'이다. 이 순수의도를 Spiritual Body라고 부르며 이 세계를 Spiritual Realm이라고 한다. 우리말로는 영성체이며 영성계라고 할 수 있다.

이 영성계의 영성체가 순수의도를 갖게 되면 이 순수의도를 성취하기 위한 '원인'들을 모은다. 이 원인들을 Causal Body라고 부르고 이 세계를 Causal Realm이라고 한다. 보통 인과체와 인과계라고도 부르고 원인체와 원인계라고도 하는 것이다.

즉, 가장 내측에 공성이 있다. 그리고 그 공성이 스스로를 자각하면서 순수자각으로 신성체라는 외피를 감싸게 된다. 그런 후에 신성체는 순수의도로 영성체라는 외피를 감싸게 된다. 마지막으로 영성체는 그 위에 의도를 성취할 원인들의 집합인 인과체(원인체)를 감싼다. 공성이 신성체, 영성체, 인과체의 삼중의 옷을 입고 있는 것이다.

우리가 살면서 질문하는 가장 근저 질문 세 가지가 바로 저기에 있다.

"나는 누구지?" (Who)

"나는 무엇을 위해 지금 살고 있지?" (What for)

"나는 왜 이렇게 사는 거지?" (Why)

바로 이 세 가지가 인간의 코어에 자리하는 세 가지 몸인 인과체, 영성체, 신성체에 담겨져 있는 것이다.

이제 가장 깊은 심연을 건너야 할 때가 왔다. 이 심연이 바로 에덴동산에 돌아가지 못하게 막고 있는 불의 칼이기도 하다. 위의 세계는 불이적 세계이다. 즉, 존재와 세계가 둘이 아닌 세계이다. 그리고 Void → Divine → Spiritual → Causal의 4개 층이 있는 곳을 상위계(Higher Realm)라고 부른다.

이 심연을 건너면 이원적이기에 존재와 세계가 구분이 된다.

첫 번째로 도달하는 곳이 Mental Realm이며 Mental Body로 존재한다. 여기는 상징과 기호와 공식과 이치와 법칙의 세계이며 이를 프로세스 하는 기능으로써의 존재이다. 정신계와 정신체로 번역이 될 것이다. 상위계에서 자각이 된 자신과 의도와 그 원인자들을 중심으로 이곳은 영화로 말하면 시나리오에 해당하는 것이 있다. 보통 점성학이나 사주 등을 통해 읽을 수 있는 것이 바로 이 시나리오에 해당하는 것이다. 다만 이 시나리오는 모든 것을 포함하며 추상도가 높아서 현실에 어찌 반영될지는 변수가 많다. 그 변수는 바로 에너지이다. 이 부분은 후에 다시 이야기가 된다.

두 번째로 내려가는 곳이 Emotional 또는 Astral이라 불리우는 곳이다. 정서체와 정서계 또는 성기체(星氣體)와 성기계(星氣界)가 된다. 여기에는 위의 시나리오로 촬영한 것들이 자리를 한다. 즉, 나의 인생에서 가능한 모든 것은 촬영이 된다. 여기에 촬영되지 않은 것은 내게 감도 안 오고 인지도 안 되고 내 인생에서 발생하지 않는다. 그러므로 좋은 조건의 어떠한 기회가 나에게는 전혀 감이 안 오게 되어 포기하는 것이 이것인 것이다. 대게 신점이나 영능력으로 리딩하는 것이 이것이다. 좀 더 현실에 가까워졌기에 이 리딩이 점성학이나 사주 등등보다는 추상도가 낮고 현실감이 높은 리딩이 발생한다.

세 번째로 내려가는 곳이 Etheric 또는 Energetic이라 불리우는 곳이다. 활력계와 활력체라 말하는 곳이다. 에너지로 이루어진 세계이다. 시나리오가 쓰여지고 촬영이 되었으면 여기서 편집이 일어난다. 즉, 어떤 촬영분은 그냥 마음속에 심상이나 꿈에서 일어나고 어떤 촬영분은 현실에 반영이 되는 것이다. 예를 들면, 내가 친구 집에 갔을 때 친구가 마침 차를 내오려 한다. 커피와 차는 아직 가능성의 세계에만 있다. 이 가능성의 세계가 바로 아스트랄계이다. 촬영분에는 커피와 차 두 가지가 모두 있다. 여기에서 에너지를 더 많이 가진 것이 현실에 반영이 될 것이다. 이러한 에너지를 조작하는 것이 마법이며 주술이며 자기계발류이다. 이 에너지에는 세 가지가 있는데 마법의 3대 에너지에서 다루게 된다. 마법의 3대 에너지의 요소가 작동해서 커피의 에너지가 높아지면 커피가 나올 것이다. 이렇게 해서 최종적으로 현실에 반영이 된다. 이때 위의 멘탈 - 아스트랄 - 에텔의 세 가지 존재와 세계와 현실 사이에도 심연이 있다. 또한 이 세계를 하위계라고 한다. 하이매직이란 상위계를 다루는 매직이고, 로우 매직이란 하위계를 다루는 매직인 것이다.

이 과정이 창조의 과정이다. 이 창조의 과정을 순리하고 한다. 이 창조의 과정을 거스르는 것을 역리하고 하며 이 과정이 죽음의 과정이다.

죽음에 이르면 현실적인 몸인 육체를 벗어버린다. 그다음으로 에너지의 몸인 에텔체를 벗는다. 그런 후에 감정과 정서의 몸인 아스트랄체를 벗게 된다. 마지막으로 지성과 이성의 몸인 멘탈체를 벗게 된다.

이렇게 되면 성 수호 천사(HGA)를 만나게 된다. 성 수호 천사는 상위계와 하위계를 가르는 대 심연의 문지기이자 문 자체이다. 그렇기에 티벳불교에서는 이담(수호본존)이라고 하고, 마법에서는 성 수호 천사라 부른다. 또한 연금술에서는 현자의 돌이며 선도에서는 기경팔맥과 생사현관을 의미하기도 한다. 즉, 모든 것이 다 메타포일 뿐이라는 말이다. 특히 전통의학에서는 죽음의 순간에 모든 기가 충맥으로 몰려들고 이때 영혼이 빠져나가는 문이 열린다고 본다. 그래서 사관을 튼다는 것은 수족 말단에서 기가 충맥으로 들어가지 못하게 잡는다는 것이며 십선혈도 같은 의미로 사용한다. 외부로 소통의 문을 열어 내부로 기가 흘러 들어가지 못하게 하는 것이다. 기경팔맥 중 충맥이 가장 최종적으로 기가 들어가는 곳이기에 그렇다. 여성에게 충맥이 임신과 생리에 관련이 되는 것도 생과 사의 문인 생사현관이 한 개의 문임을 보여주는 것이다.

그렇게 해서 심연을 건너면서 그동안 품고 살았던 삶의 이유들을 만나게 된다. 그리고, 그다음으로 삶의 목적을 이해한다. 마지막으로 자신이 누구였는지를 자각하게 된다. 그런 후에 다시 모든 것이 사라진 제로 상태로 흩어져 가게 된다. 이 프로세스는 한 사람의 영혼의 깊이에 따라 티벳불교처럼 49일에 끝나기도 하고 수백 년이 걸리기도 한다. 유교에서 4대까지 제사를 지내는 이유가 약 120년 정도 걸린다고 보아서 그런 것이다. 욕망을 이루지 못한 영혼은 낮은 세계에서 방황을 한다. 대개 에너제틱한 레벨에서 활동을 하게 되는 것이다. 이 레벨에서 활동하다가 영영 자신의 길을 잃어버린 존재들이 엘리멘탈이라는 정령이나 요괴가 된다.

성욕을 충분히 해소하지 못한 영혼은 에너지 레벨에서 이성과 섹스하는 것으로 그 보상을 받는다. 그렇기에 한평생 살면서 자신의 욕구와 욕망을 실현하고 달성하는데 게을리하면 사후에 헤매는 기간이 늘어간다. 수행을 위해 욕구와 욕망을 자제하고 절제하면 천구계라는 수행자들이 모이는 지옥에 가게 된다고 밀교는 가르친다.

이 프로세스가 계속 반복이 된다고 보는 것이 오컬트의 관점이다. 그렇기에 성 수호 천사와의 관계와 소통이 중요하다고 보며 성 수호 천사와의 소통을 일차적 수행목표로 삼는다.

Knowledge & Conversation of the Holy Guardian Angel (성 수호천사에 대한 지식과 소통), 이것이 오컬트의 전부인 것이다. 마치 선도에서 기경팔맥을 통하고 생사현관을 열어서 신선이 되는 것과 마찬가지 이야기이다.

2. 마법 3대 에너지

마법의 3대 에너지는 기본적으로 다음과 같다.

● 생명 에너지(프라나)
생명 에너지는 우리의 생명현상을 다루는 에너지이다. 대게 호흡과 관련이 되며 활력과 정력으로 표현되는 것이다.

● 의식 에너지(쿤달리니)
의식 에너지는 우리의 의식작용을 다루는 에너지이다. 우리가 무언가를 선택하고 사고를 확장해 가는 모든 현상들이 일어나도록 하는 것이다. 대개 심상 또는 상상과 관련된다.

● 형성 에너지(포하트)
형성 에너지는 모든 종류의 형태를 구성하는 에너지이다. 우리의 몸이 이런 모습인 것은 그런 모습의 파동을 지닌 형성에너지 때문에 그렇다.

이를 기공에서는 생명 에너지 = 원기, 의식 에너지 = 원광, 형성 에너지 = 원음이라고 표현하기도 한다. 만일 어떤 사람이 백만 원을 주고서 차를 구입했다면 차를 구입하려고 하는 생각이 의식 에너지이며 백만 원이 생명 에너지, 차가 형성 에너지이다.

어떤 사람이 무슨 일을 해도 돈이 벌리지 않는다. 그의 의식은 돈을 벌고 싶어 한다. 이는 그 사람의 의식 에너지는 돈을 버는 쪽으로 작용한다는 것이다. 그를 위해서 어떤 노력도 경주할 준비가 되어 있다. 이는 그의 생명 에너지도 돈을 벌기 위해 쓰일 준비가 되었다는 것이다. 문제는 형성 에너지이다. 그의 행동 패턴, 사고 패턴, 인맥 등등의 제 요소들이 돈을 벌 수 없는 형태를 이루는 형성 에너지에 접속되어 있는 한은 그는 돈을 벌 수 없다.

어떤 사람은 굳이 돈을 벌려고 하지 않고 인생을 슬렁슬렁 즐기며 산다. 그는 게으르고 잠이 많으며 돈을 벌기 위해 이를 희생할 마음이 없다. 하지만 그의 여러 패턴(파동)이 돈을 버는 형성 에너지에 맞추어져 있다면 그는 돈을 벌기 싫어도 돈을 번다. 그렇다면 자기 자신의 파장 대역을 바꾸게 되면 모든 것은 저절로 일어난다는 것을 알 수 있다.

다음으로 위에서 말한 여러 가지 세계와 몸에 대한 이야기이다. 먼저 공성계에서는 아무것도 존재하지 않는다. 여기에서 순수자각이 일어나는 것이 신성체이며 이 신성체가 머무는 파장 대역이 신성계이다. 만일 어떤 사람이 자신이 원하는 형성 에너지의 패턴을 공성의 비어 있는 상태에서 일어나게 할 수만 있다면 그는 인생을 새롭게 쓸 수 있을 것이다. 그러기 위해서는 위에 언급된 3개의 심연, 그중에서도 멘탈계와 인과계를 가르는 심연을 지날 수 있어야 한다. 이 심연을 건너는 방법은 안타스카라나(P83 초월의 식 패턴 참조)라고 불리우는 다리를 통해서만 건널 수 있다. 이는 보통 빛으로 보여지며 선도의 대주천 시의 기경팔맥이 열리는 현상이나 밀교의 수호본존이나 마법의 성 수호 천사의 모습으로 인지되는 경우가 많다.

이 심연을 건너서 공성계까지 다다를 수 있다면 단숨에 모든 것이 바뀌게 된다. 하지만 그렇게 할 수 있는 사람들은 거의 없다. 이유는 멘탈체부터 물질체까지는 에고(자아)가 있다. 하지만 공성계부터 인과계까지는 에고가 없다.

자신을 완전히 버리고 초월적인 세계에 대한 무조건적인 헌신과 자기 포기만이 그 다리를 건널 수 있는 유일한 길이다. 공성계까지 이르는 길을 하이매직의 길이라고 한다. 또한 많은 수행계통의 궁극의 경계이기도 하다.

우선 인과계까지만 이르는 것을 보도록 하겠다.

인과계는 신성계에서 일어난 자각이 영성계에서 의도를 가지고 그를 실현하고자 하는 의지로 일어나고 그 의지가 현현하기 위한 원인자들을 모으는 단계이다. 이렇게 원인자가 정해지면 원인자들은 심연을 건너기 위해서 에너지를 필요로 한다. 충분한 에너지를 가진 원인자들은 그 사람의 멘탈(정신)에 사고 작용이라는 영향을 준다. 멘탈에 영향을 주는 원인자들 중에 그 사람의 멘탈 프로세스에 따라서 가장 큰 에너지를 획득한 원인자가 아스트랄(정서)체에 드러나게 된다. 보통 이때의 사고를 영화의 '시나리오'에 비유를 한다.

다음으로 아스트랄체로 내려간 사고들은 이미지와 정서적 느낌을 갖춘 심상이 된다. 여기에는 무수한 가능성의 심상의 풀이 이루어진다. 시나리오 상에 있는 모든 가능성의 심상들은 이곳에 다 드러나게 된다. 이때를 촬영과정이라고 말한다. 역시 그중에서 가장 많은 에너지를 가진 심상이 에텔(활력)체로 내려간다. 이 과정을 보통 편집과정이라고 한다. 에텔체를 지나서 심연을 건널만한 에너지를 갖추었을 때 이는 최종적으로 물질계에서 물질화를 하게 된다.

영적인 감각이 있는 사람은 어떤 사람 주위에 떠 있는 아스트랄 심상들을 보며 그중에서 가장 강력한 인상과 정서 반응을 갖는 심상이 그 사람의 현실이 될 것을 알기에 예지를 할 수 있다. 하지만 전혀 엉뚱한 사건으로 마지막에 에너지의 흐름이 바뀌면서 커피 마시는 심상이 가장 많은 에너지를 확보했다가 최종 순간에 콜라 마시는 심상이 더 강한 에너지를 확보해서 현실화가 되기도 한다. 잠재의식에 씨를 심는 것은 바로 인과계에 원인자를 심는 것이다.

그러한 원인자들 중에서 가장 적절한 에너지 공급을 받은 원인자가 멘탈과 아스트랄을 거쳐 에텔에 이르러서 현실에 반영된다.

그렇기에 마법 리추얼에서는 먼저 자신이 원하는 결과와 부합되는 파동을 갖는 형성 에너지의 상징물을 준비한다. 이는 부적(개운 부적, 돈버는 부적 등)이든지 젬스톤이나 크리스탈이든지 또는 특정 고대 서적에서 말하는 제물과 관련된다. 이렇게 준비가 된 후에는 자신의 의식 에너지를 집중해서 원하는 결과를 심상화 한다. 그리고 음악도구나 또는 에너지를 발생시키기 좋은 분위기를 만들어서 자신의 주위에 기운(생명력)을 움직이도록 하면서 그 생명력의 소용돌이를 주위에 만들어 낸다. 이를 에너지 볼텍스 또는 콘 오브 파워라고도 한다.

이렇게 만들어진 에너지의 소용돌이는 위로 올라가면서 고깔모양으로 점점 작아지고 그 끝에 강한 심상으로 만들어진 최종결과의 심상을 자리하게 한다. 그리고 나서 그렇게 집중된 심상(의식 에너지)과 에너지의 소용돌이(생명 에너지)를 상징물(형성 에너지)에 집어넣는다. 그렇게 충전이 된 상징물을 가지고 다니거나 자신의 머리카락이나 사진 등과 함께 묶어서 깊은 곳에 묻어 둔다. 이러한 방식이 기본적인 마법 리추얼이며 동양의 부주술이기도 하다.

3. 상사가지법

이 방법은 기공사 장홍보 선생의 중화양생익지공의 방법을 기본으로 재정리한 것이다.

우선 앞서 기공 사용법에 나오는 방식으로 손바닥에 손가락을 가져다 내는 방식을 행한다.

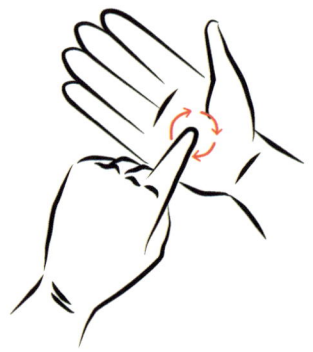

기감이 충분해졌다면 저렇게 하지 않아도 된다.

상사 가지법은 특정 기공 능력을 얻기 위해서 과거의 기공 대사를 청하는 것이다.

만일 여동빈공의 도움을 청한다면 우선 마음을 가라앉히고 여동빈공을 마음속에 떠올린다. 눈앞에 여동빈공의 초상이나 여동빈공 저술의 서적을 놓아두면 더 좋다.

그렇게 한 후에 기운의 변화가 일어나면 미세하게 라디오 주파수 대역을 맞추듯이 조절을 행한다. 어렵다면 심상기공 중에서 상상기공으로 마음속에 다이얼을 그린 후에 그것을 마음의 손으로 조절하는 방식으로 행한다.

이렇게 해서 점차로 여동빈공의 기의 파장이 강화가 되어서 강하게 느껴진다면 도움을 청하는 기원을 올리도록 한다.

여동빈공의 기운과 내 기운을 교환 환기하면 점차 나의 공력이 깊어진다. 또한 자주 이렇게 기를 교환한 기공 대사가 있다면 수행 중의 편차가 발생할 시에 도움을 청하면 그 편차에서 벗어나기 쉽다.

이 방법은 천사 소환이나 승천 대사 소환 등에도 응용이 가능하다.

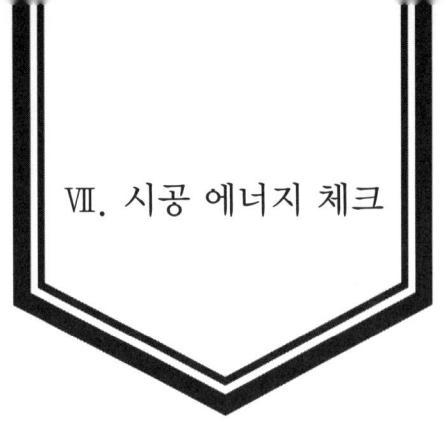

Ⅶ. 시공 에너지 체크

1. 경락극성역전

경락극성역전이란 경락에 흐르는 에너지의 방향에 교란이 오게 된 것이다. 경락극성역전은 모든 치유과정을 무력화하므로 자연 치유조차도 작동이 되지 않는다. 그렇기에 모든 힐링 세션은 경락극성역전을 바로 한 후에 행해야 한다. 그 방법은 에너지 독소 항목에서 다루도록 한다.

2. 에너지 독소

에너지 독소란 에너지 시스템을 망가뜨리는 외적 요소를 말하는 것이다. 에너지 독소는 전체 총량이 중요하다. 몸에 쌓인 독소의 양이 자신이 해독할 수 있는 수준을 넘으면 어떤 외부요소라도 에너지 독소 반응을 보인다. 이 반응은 경락극성역전을 만들기도 하고 에너지 독소 고유의 반응인 재발 현상을 만들기도 한다.

일단 에너지 독소는 몸 안에 쌓인 전체 총량이 가장 중요하다. 그렇기에 에너지 독소들 중에서 가장 접하는 것이 많은 것을 생활 속에서 제외해서 총량을 줄여야 한다. 일단 총량이 줄게 되면 해독이 가능해지므로 다른 에너지 독소의 영향도 없게 된다. 또한 에너지독소는 치유가 일어난 후에 그것을 재발시키는 역할을 하기도 한다.

치유 시작 전에 경락극성역전과 에너지독소를 해결하는 것이 좋으며 이는 아래 그림의 다섯 개 지점을 자극하는 것으로 가능하다.

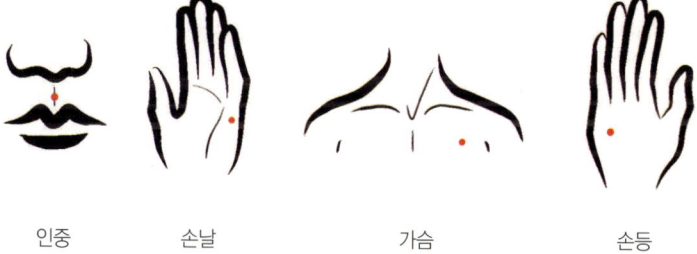

인중   손날   가슴   손등

- 인중 + 손날 + 가슴 압통점 : 경락극성역전 해소
- 검지 + 손날 : 에너지 독소 반응의 일시적 중화
- 손등 : 경락극성역전 해소와 에너지 독소 반응의 일시적 중화를 강화하고 효과를 지속시킴

3. 근반응 체크

근반응 체크는 여러 가지 대체의학 분야에서 다루는 것이다. 하지만 두 가지 다른 형태가 존재함을 명확하게 밝힌 경우가 없다. 근반응 테스트는 예스/노를 구분하는 챌린지 테스트와 긍정적인가 부정적인가를 구분하는 강약 테스트가 있다. 그러므로 근반응 체크를 하기 전에 자신이 어떤 테스트를 하는 것인지를 우선적으로 프로그래밍을 해야 한다. 에너지장에 대해서 강약 근반응 체크를 했을 경우에 약해지면 부정적인 에너지장이고 강해지면 긍정적인 에너지장인 것이다. 하지만 "여기의 에너지장이 긍정적인가?" 하고 질문을 했을 경우에는 챌린지 테스트로 보아야 한다. 이 경우 우선 질문하기 전에 근반응 체크를 한다. 이때의 들어간 힘이 기준값이 된다. 그리고 나서 질문을 하고 다시 근반응 체크

를 한다. 이때 기준값과 큰 차이가 없는 저항력이라면 이는 노 반응으로 본다. 만일 기준값보다 강해지거나 약해졌다면 이를 예스로 보는 것이다. 그러므로 강약 테스트는 에너지장이나 정보장에 접속하기 전의 상태를 기본값으로 하며 기본값이 한번 정해지면 그것을 기준으로 강약을 비교해서 정한다.

하지만 챌린지 테스트는 질문 전의 상태를 기본값으로 하며 연속되는 질문이라면 먼젓번 결과가 기준값이 된다. 예를 들면, "이곳의 에너지가 사람에게 해로운가?"라는 질문을 한다면 질문전의 기본값과 비교해서 변화가 있는지를 살핀다. 그런데 이어지는 질문이 "이곳의 에너지가 그러면 동물에게 해로운가?"라고 한다면 사람에게 해로운가라는 질문에서 나온 저항값이 기준값이 된다. 그러므로 챌린지 테스트는 연속되는 질문을 하면서 계속 먼젓번 테스트와 비교하는 방식이 된다.

4. 에너지 풍수

기본적으로 챌린지 근반응 테스트를 사용한다.

질문의 기본 형식

▷ 여기에 __이 있는가 ? → 예

▶ 얼마나? 다섯 개 이상? → 체크

▷ __을 보여줘 → 방안을 돌아다니며 "예" 반응 오는 지점

▶ (그 지점에 서서) 어느 방향에서 오나? → 제자리에서 천천히 회전

▷ __의 중심선을 보여줘 → 체크

'처방'은 인텐션(의도)이 중요함.

의도(기능)를 가지고 심상화(형태)

▶ "나는 이 __이 해소되기를 원한다."

▷ 풍수 용품이나 막는다는 인상으로 인텐션(의도) 또는 그 라인을 지운다는 인텐션을 가지고 심상화를 하고 다시 테스트

예) 자물쇠로 잠긴 문을 심상화, 그리고 안 좋은 에너지를 막는다는 의도

기본 풍수 용품

1. 수정구나 수정조각(정화)
2. 소금(정화): 햇볕에 며칠간 노출시킨 소금, 에너지 강화 달빛에 며칠간 노출시킨 소금(정화능력 강화)

3. 기를 담은 물품(정화)

4. 부적(에너지 강화)

5. 수석(에너지 강화)

6. 달마도나 십자가 등의 성스러운 느낌을 주는 물품(정화)

7. 진택 나경도(에너지 강화)

8. 자석(에너지 강화)

9. 세도나, 하와이 등등의 에너지 스팟에서 구한 원석(강화)

※ 풍수 용품을 다시 사용할 경우 종이에 싸서 소금에 하루 동안 묻어둔다.

1) 에너지 레벨

- ＋10 : 치유, 행복, 즐거움, 영감, 창조성
- 0 (중성) : 평범
- －10 : 불행, 우울, 불운, 질병을 경험할 수 있는 환경.
  ※ 처방 전, 후 에너지 레벨 체크

2) 지구 방사선(Geopathic Stress)

지구 중심에서 발생하는 자연적 에너지 파동, 평소에는 도움을 주지만 간섭받게 되면 문제 발생, 콘크리트 균열, 나무뿌리가 파고드는 부분이 생긴다.

〈지구 방사선 문제의 세 가지 원인〉

① 단층선 : 지구판 이동으로 인한 지층 연속선 단절(크고 작은 지진)된 것을 말한다. 이는 큰 지진으로 인한 것은 물론이고 보이지 않는 작은 것들도 포함된다. 방향은 여러 가지 방향으로 발생한다.

② 수맥 : 대수층(Aquifer)은 어느 지층에나 있으나 이 물이 이동하게 되면 수맥이 형성된다. 많은 양과 빠른 유속이 더 큰 힘이다. 수맥 자체의 문제는 아니다. 수맥파라는 파동은 각층마다 다르다. 이것은 방향이 있다.

③ 인접토질 : 다른 토질(모래, 흙)이 만들어내는 자연스러운 선에 의해 발생한다. 위의 두 가지보다 약하다. 방향은 없다.

※ 교차점 : 위의 요인 중 두 가지가 교차한 지점(여기서는 수면을 취해서는 안된다.)

※ 전체 폭은 60cm - 3m 가량이지만 중심선은 2.5cm 정도이다.

● 에너지 스틱 이용한 해소

이러한 지구 방사선 스트레스나 다른 에너지 교란을 적절한 길이와 지름을 가진 에너지 스틱으로 해소한다. 이 에너지 스틱을 스트레스 라인과 직각을 이루게 놓고 스트레스 라인 중심선과 수직을 이루도록 한다. 이 지점의 해소에서 중요한 것은 '의도'이다. 바꿔 말하자면, 해소의 목적을 확실하게 해야 한다. 예를 들면, 구리막대를 두고 "나는 이 지구 방사선이 해소되기를 원한다."라고 말하는 것이다.

해소한 처방이 움직이거나 실수로 움직이거나 하는 것을 막기 위해 이것을 테이프로 붙여서 러그(카페트) 같은 것 아래 두거나 하는 식으로 봉해둔다. 이따금 이 처방을 확인하도록 한다.

가끔 구석에 처방을 해야 할 때가 있다. 이럴 때에는 에너지 스틱을 해당 라인에 90도로 세운 후 고정해 두면 된다.

● 에너지 스틱

철제 스틱의 끝에 아래의 다섯 색 중 한 가지를 칠해서 사용하도록 한다. 각 색은 다음과 같은 목적으로 사용한다.

색상	해소	의미
로얄 블루	지구 방사선	힘
에메랄드 그린	부정적 하트만/커리 라인	건강
노랑	간섭 라인	지혜
루비 레드	퍼스널 존	균형
보라	음성 볼텍스	용서

● 에너지 스틱 만들기

① 46cm 길이의 구리막대를 사용한다.

② 보랏빛 불꽃이 주위에서 타오르며 부정적 에너지를 사라지게 하는 것을 상상하며 기를 넣는다.

③ 끝쪽 6~7cm 정도 되는 부분을 해당 색으로 칠한다.

④ 사용할 때 해당 목적을 의념하며 사용하면 더 강하게 사용할 수 있다.

● 지구 방사선 탐사 및 해소

지구 방사선을 해소하기 위해서는 각 스트레스 사인을 찾고 그 중심선을 찾아야 한다. 각 지구 방사선은 그 영향력을 미치는 오라 필드와 같은 것을 가지고 있다. 그 넓이는 60cm가 될 수도 있고 3m가 될 수도 있지만, 중심선은 2.5cm 정도가 고작이다. 중심선은 에너지가 가장 강하며 집중되어있는 곳으로 이곳에서 처방을 하는 것이 가장 효과적이다.

3) 지자기맥 하트만 커리 라인

지구의 자연적인 전자기장의 흐름이다. 지구가 지구 자기장의 상호작용 및 달과 태양의 인력에 의해 활성화되는 일련의 역선으로 덮여있다는 이론(Line of Force)이다.

- 하트만 라인 : 독일 의사인 Ernst Hartmann이 발견, 북에서 남, 동에서 서로 흘러간다.
- 커리 라인 : 독일 과학자 Manfred Curry가 발견, 하트만 라인과 유사하다. 남동에서 북서, 북동에서 남서로의 대각선으로 이동한다.

→ 전자기기의 전력원과 접촉했을 때 해로운 힘으로 변화한다.

● 부정적 하트만/커리 맥의 탐색 및 처방

부정적 하트만 맥을 찾는다. 나침반으로 남북의 방위를 찾아도 되지만 꼭 필요한 것은 아니다. 근반응 검사가 그에 대한 답이 될 수 있다.

집이나 방을 걸어 다니면서 여기에 '부정적' 하트만 맥이 있는가를 묻는다. 만약 '부정적'이라는 것을 질문에 넣어두지 않으면 모든 하트만 맥이 탐사되며 그중에는 자연적으로 발생하는 무해한 것도 포함된다.

동일한 방식으로 커리 맥을 찾고 처방한다. 처방 역시 에메랄드 그린 구리 막대로 행한다.

● 추가 팁

하트만 맥이 북에서 남, 동에서 서로 흐르지만, 건물 안쪽의 북쪽이나 동쪽만 막으면 되는 것은 아니다. 북쪽에서 집으로 들어오는 하트만 맥은 남쪽 벽에 있는 콘센트를 통해 집 안으로 들어올 수도 있다. 그러므로 이 경우 처방해야 하는 부정적 맥은 남쪽에 있는 것이다.

상당히 많은 하트만/커리 맥이 있는 경우도 있다. 이 경우는 일반적으로 하트만 혹은 커리맥이 상호교차하면서 거기에 분전반이 있는 경우이다. 이 경우 개별적 맥을 찾기 이전에 한 번 확인해 보는 것도 좋은 방법들 중 하나이다.

이런 경우에 구리로 만든 에너지 링을 유용하게 사용할 수 있다. 분전반 주위에 에너지 링을 두르고 거기에서 나오는 모든 부정적 하트만/커리 맥을 처리한다고 념한다. 또한 링에 구슬을 달아서 만들도록 한다.

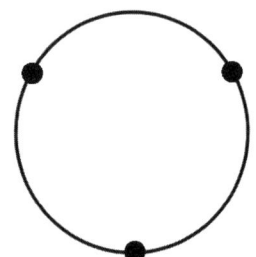

4) 간섭라인(Interference Line)

인간의 기술에 의한 것으로(컴퓨터, 전자렌지, 핸드폰, 와이파이 등으로 발생하는 필드) 자연 발생, 과거의 사건(이혼과 사망 같은)에서 오는 주파수에서 발생한다.

삶의 특정한 부분에 영향을 준다. 예를 들면, 우울증이나 연애를 못 한다거나 금전적인 손실, 감정적 상처 등이 있다.

따라서 시간을 많이 보내는 장소는 확인해보는 것이 좋다.

체크리스트

영성 영감 자아 존중감 자신감	성공 열정 집중 풍요	재정상황 창조성 이완 잠	연애 우정 기쁨 개방성	현실 구현 능력 몸의 특정 부분 혹은 장기	갈등 어수선함 특정 질병

● 간섭 라인의 탐색과 해결

필요하다면 집에 발생하는 간섭 라인을 찾아볼 수 있다. 집이나 건물의 각 층에서 방마다 돌면서 찾아서 해결할 필요가 있다. 혹은 대부분의 시간을 보내는 곳만 찾아도 된다.

항상 입구(현관)에서부터 간섭 라인을 찾도록 한다.

● 추가 팁
- 현관에서 간섭 라인이 올 경우 바로 밖에 두도록 한다. 러그 아래 두거나 하면 좋다.
- 이 간섭라인이 무엇에 영향을 주는지에 대해 알고 싶다면 "이 것은 __에 간섭하는가?"를 질문한다.

5) 퍼스널 존(Personal Zone)

간섭라인과 동일한 개념이며 다만 개인마다 적용이 된다.
"이 집이 나에게 좋은 집인가?"
(집 전체, 방, 대부분의 시간을 보내는 곳)
자신이 많은 시간을 보내는 방에서 몸을 천천히 살펴본다. 알레르기 증상 혹은 도망가고 싶은 느낌이 있는지 등을 체크한다.

● 퍼스널 존 탐사 및 해소

필요하다면 집 전체에 대해 퍼스널 존을 탐사하고 해소할 수 있다. 또한 건물이나 집의 각 층의 방마다 찾고 해소할 수 있다. 또는 대부분의 시간을 보내는 곳에서 찾고 해소할 수도 있다.

● 추가 팁
- 가족의 퍼스널 존을 찾을 때에는 근반응 테스트를 할 때 그

사람을 생각하면서 하면 된다.
- 가족 이외의 사람은 팔이나 어깨를 접촉하여 그들의 에너지와 접촉할 필요가 있다. 또한 그 사람의 가족을 탐사할 때에는 그 사람의 가족을 떠올리면 된다. 필요하다면 사진을 들고 탐사할 수도 있다.

● 에너지 링 사용하기

퍼스널 존을 에너지 스틱으로 해소하는 것에 더해 에너지 링을 통해 개인 에너지 레벨을 강화시킬 수도 있다.

이는 또한 식물, 물, 식품의 에너지 레벨을 높일 수도 있다. 에너지 링은 여러 가지 크기가 있지만 세 가지 종류가 가장 적합하다.

대형(지름 23인치)
- 명상이나 일을 할 때 의자 아래에 둔다.
- 안으로 들어가 링을 머리 위부터 땅바닥까지 세 번 왕복하는 것으로 에너지장을 정화한다.
- 링을 지팡이처럼 사용하여 방의 구석을 정화한다. 양손으로 수평으로 들고 구석에서 쓸어낸다.
- 물 주위에 두어서 물에 에너지를 넣는다.

- 링 안에 잡화를 넣어 집으로 가져오면서 에너지를 넣는다.
- 식물을 그 안에 넣어 에너지를 강화시킨다.

중형(지름 13 1/4인치)

- 허리에 벨트로 맨다.
- 빛이 더 필요한 어두운 구석에 둔다.
- 동물 밥/물그릇에 둔다.
- 그 안에 비타민을 넣는다.

소형(지름 10인치)

- 자동차나 비행기 시트 아래 넣어둔다.
- 목에 걸어둔다.
- 샤워기에 걸어둔다.
- 식기에 둔다.

6) 양성/음성 볼텍스

에너지 볼텍스는 특정 지역에 나타나는 에너지의 회전이다. 이 볼텍스는 고깔과 같은 모습으로 시계방향이나 반시계방향, 상하로 움직인다. 여기에는 양성과 음성의 두 종류가 있다.

볼텍스 : 레이라인(대지를 가로질러 흐르는 지표에너지 선들의 망 조직), 지구의 경혈(피라미드, 사원)
- 양성(陽) : 위, 시계방향 - 명상, 창조성, 기공
- 음성(陰) : 아래, 반시계방향 - 에너지 고갈, 탁기, 사기

양성 볼텍스를 강화할 수도, 음성 볼텍스를 해소할 수도 있다. 양성을 찾았을 때 자신이 얼마나 행운이 넘치는 사람일지 생각을 하는 것으로 그를 강화할 수 있다. 음성 볼텍스를 찾으면 그것을 반전시켜 양성으로 만들 수 있다.

● 양성 볼텍스 탐색 및 강화

양성 볼텍스를 강화시키기 위해 가장 빨리 도는 중심지에 자연 수정을 놓는다. 그런 후에 또 다른 자연 수정을 그 강화된 에너지의 덕을 보기 원하는 방이나 에너지가 낮은 곳에 둔다.

● 음성 볼텍스 탐사 및 해소

양성 볼텍스를 탐사하는 것과 같이 음성 볼텍스를 탐사한다.

두 스트레스 라인(지구 방사선, 지자기맥 : 하트만/커리)이 교차하는 곳에서는 음성 볼텍스를 찾지 못할 수도 있다. 이 두 가지 스트레스 라인을 해소하고 스트레스 에너지를 완화하고 잘못된

리딩 요소를 제거한다. 또 다른 잘못된 리딩의 원인은 살인과 같은 과거의 부정적 사건이 에너지 폼을 만드는 상태를 말한다.

잘못된 리딩을 줄이기 위해 레이 라인으로 만들어진 음성 볼텍스를 보여주도록 물어본다. 더 질문을 자세히 하면 더 정확한 결과를 얻을 수 있다.

음성 볼텍스의 중심 위치에 대형 에너지 링을 놓는 것만으로도 음성 볼텍스를 양성 에너지 필드로 만들 수 있다.

음성 볼텍스를 해소하기 위해 레이 라인을 완전히 90도로 틀 필요가 있다. 그 방법은 다음과 같다.

① 음성 볼텍스의 중심에 서서 이 음성 볼텍스의 첫 번째 레이 라인을 체크한다고 마음속으로 선언한다. 해당 레이 라인의 정확한 중심선을 찾아 보라색 에너지 스틱을 그 중심선을 따라 둔다. 이 에너지 스틱의 중앙을 볼텍스의 중심점과 같은 위치에 두도록 한다. 중심선과 수직이 되도록 두는 다른 방식과는 달리 같은 방향으로 두어야 한다.
② 두 번째 음성 볼텍스의 두 번째 레이 라인을 체크한다고 마음속으로 선언한다. 다시 중앙선을 찾아 보라색 에너지 스틱을 중

앙을 맞춰 둔다. 이 두 에너지 스틱의 각은 90도가 되지 않는다.

③ 이 두 레이 라인 중 어느 선이 더 강한지를 확인한다. 손을 한 구리 막대에 대고 묻는다. 이것의 에너지 레벨이 더 강한가를 질문한다.

④ 약한 쪽의 구리막대를 움직여서 강한 것과 90도가 되도록 맞춘다. 이렇게 두고 말한다. 이제 이것은 양성 볼텍스가 된다.

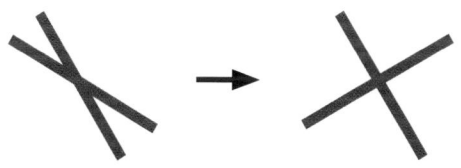

⑤ 볼텍스가 양성 볼텍스가 되었는지를 질문한다. 만약 여전히 음성 볼텍스라면 레이 라인과 중심선을 다시 체크하고 에너지 스틱을 재조정한다.

⑥ 큰 에너지 링을 교차된 구리 막대 주위에 두어서 그 양성 에너지를 더욱 강하게 만든다.

● 추가 팁
- 에너지 스틱과 에너지 링은 테이프 등으로 고정시켜야 한다.
- 음성 볼텍스는 가능한 한 낮은 측부터 해소해 나간다.
- 이 해소된 음성 볼텍스는 양성 볼텍스와 같은 힘을 지닌다.

7) 에너지 폼

에너지 폼은 죽은 사람의 잔여 에너지나 특정 사건 혹은 환경으로 인해 만들어진 감정적/정신적 에너지이다. 이는 한 사람에 의해 만들어지거나 동일한 사건을 겪은 여러 사람들에 의해 만들어진다. 환경이 더욱 강렬할수록 사람이 더 많을스록 에너지 폼은 더 강해진다. 감정 에너지 폼은 고통, 분노, 슬픔과 같은 감정적 경험에서 생겨난다. 정신 에너지 폼은 반복적이거나 강렬한 생각이나 행동에 의해 만들어진다. 이는 과도한 걱정이나 과한 행동, 강렬하거나 지속적인 분노 등도 포함한다.

해소 작업을 하기 전에는 호체 기공 등으로 에너지 보호막을 먼저 만들어 두어야 한다.

● 에너지 폼의 탐사 및 해소

체크하고자 하는 장소에 한두 걸음 걸어 들어가 다음과 같은 질문을 한다. "감정적 에너지 폼이 있는가? 정신적 에너지 폼이 있는가? 영적 에너지 폼이 있는가?"

에너지 폼이 있다면 기공으로 이를 정화한다.

에너지 풍수 진단 차트

	내역	양	해소	활성화	요금
1	기공태나 명상수준				
2	에너지 수준 판단	약함(+/−)	매개(+/−)	강화(+/−)	
3	부정적 Voltex 탐색/ 해소				
4	지구 방사선 탐색/ 해소				
5	부정적 지자기맥 탐색/ 해소				
6	간섭라인 탐색/해소				
7	개인 영역 탐색/ 해소				
8	긍정적 Voltex 탐색/해방				
9	에너지형(Form) 탐색/해방				
10	에너지 수준 재판단	약함(+/−)	매개(+/−)	강화(+/−)	
	기부금	선금		합계	

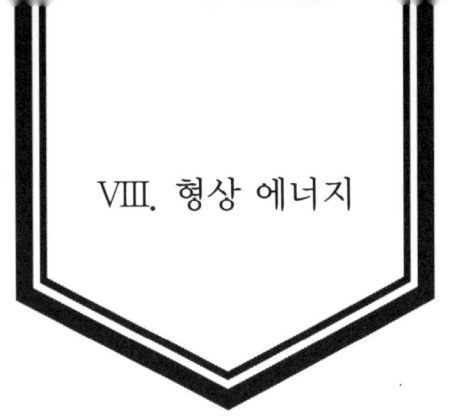

VIII. 형상 에너지

형상 에너지를 사용하는 대표적인 기법은 신성 기하학과 크리스탈 그리드이다. 미국 3대 미디엄 중 한 명이자 엔젤 테라피를 창시한 도린 버츄의 방식을 이곳에서는 다루어 보도록 하겠다.

1. 신성 기하학

크리스탈의 결정구조는 우주의 완전함을 이 세상에서 보여 주는 구조이다. 그리스는 이것을 이해한 최초의 문화였다. 크리스탈이라는 말은 그리스어의 'Krystallos', 'Kryos'라는 말로부터 파생

되었고 각각 '얼음'과 '얼음같이 차가운'을 의미한다. 크리스탈 쿼츠(Crystal Quartz)는 감촉이 차갑고 그 속에 반짝이는 얼음이 있는 것처럼 보이기 때문에 그리스어의 해석은 진실을 표현한 것으로 보인다. 그리스의 철학자인 피타고라스는 음악과 물질의 형상에 기본적인 수학적 대칭이 있음을 발견했다. 그는 우주를 이해하려는 탐구과정에서 물질 속에 열쇠가 되는 3가지 형상을 발견했다. 이것은 정사면체, 정육면체, 정십이면체이다.

피타고라스는 이런 형태가 수학과 언어, 음악과 화학 속에서 일치한 패턴으로 나타나는 것을 발견했는데 물질은 정다각형으로 구성된 완벽한 형태를 바탕으로 되어있음을 나타낸 것이다.

150년 후 플라톤은 저서 '테아이테토스'에서 기본적 형태에 추가로 2가지 형태(정팔면체와 정이십면체)를 더했다. 이 형태의 조합은 플라톤의 입체(다면체)로 알려져 있다.

플라톤은 이 입체도형을 지상의 원소인 불, 물, 대지, 공기와 대응시킨다. 5번째는 스피릿이다. 즉, 비물질적이고 형이상학적인 것이다.

형태	면의 개수	꼭짓점의 개수	모서리의 개수	원소
정사면체	4	4	6	불
정육면체	6	8	12	대지
정팔면체	8	6	12	공기
정십이면체	12	20	30	스피릿
정이십면체	20	12	30	물

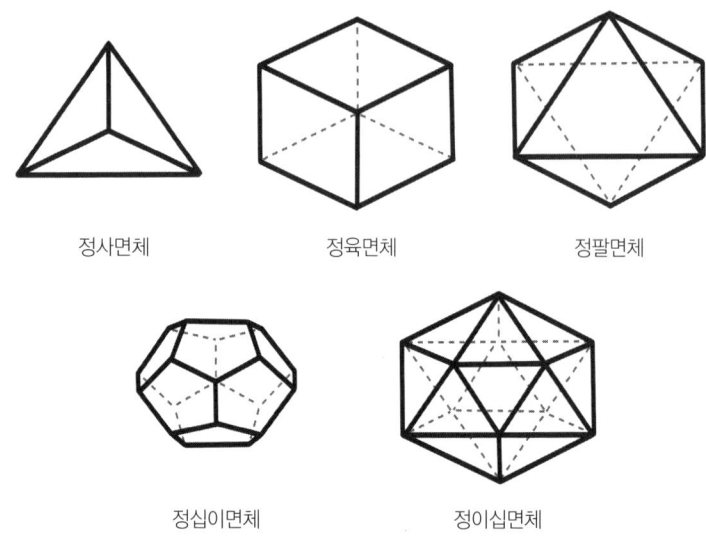

정사면체 정육면체 정팔면체

정십이면체 정이십면체

플라톤의 입체는 성스러운 기하학과 디자인의 수식 열쇠이다.

고대 그리스인은 영적인 지혜와 인도를 얻기 위해 이들 5개 형태를 명상에 사용했다. 오늘날에도 전 세계에서 영적인 에너지를 모으거나 창조하기 위한 중심점으로써 사용되고 있다.

게다가 이들의 대칭적인 형태는 생활의 여러 상황에서 보인다. 예를 들어, 눈의 결정, DNA의 나선 구조, 건축, 축구공에 이르기까지 다양하다. 이런 형태를 구체화한 것이 크리스탈이다. 즉, 크리스탈은 스피릿이며 에너지이자 대지에서 태어난 성스러운 기하학의 형태를 가지고 있는 것이다.

2. 크리스탈 그리드

- Step 1. 목적하는 의도를 정하고 적절한 신성 기하학 도형을 직관을 통해서 선택한다.
- Step 2. 그리드의 바탕이 되는 신성 기하학 도형의 크기를 결정한다.
- Step 3. 그리드를 놓을 공간을 정한다.
- Step 4. 에너지 풍수의 기 순환 등등을 감안한다.
- Step 5. 그리드를 세팅할 장소를 정화한다.
- Step 6. 음악이나 향이나 아로마나 촛불 등등의 적절한 상응 체계로서 원하는 의도가 작동하기 쉬운 분위기를 조성한다.
- Step 7. 크리스탈이나 보석이나 원석의 에너지를 느끼면서 적절한 위치에 직관적으로 배치하도록 한다.
- Step 8. 에너지를 일으켜서 세팅된 크리스탈 그리드를 충전한다.
- Step 9. 원하는 결과에 대해서 강하게 심상화를 행한다.

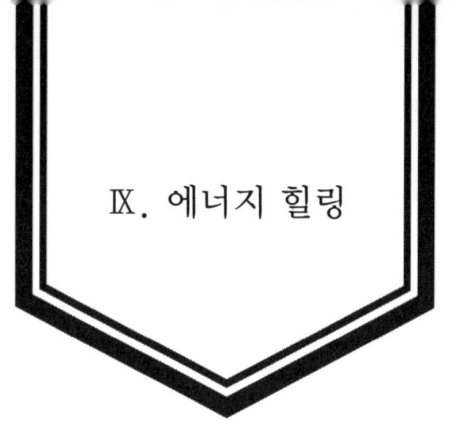

Ⅸ. 에너지 힐링

1. 팔괘의구

장심을 여는 것에 도움이 되는 공법이다.

우선 손바닥을 땅을 향해서 놓고 지하수의 청량함을 장심으로 끌어올린다고 상상을 한다. 그런 후에 한 손은 안쪽으로 다른 손은 상대 손의 손등을 바라보게 한 후 두 장심을 통해서 가슴의 단중혈에 기를 넣도록 한다.

마지막으로 한 손은 하단전에 다른 한 손은 중단전에 댄 후에 기를 넣도록 한다. 손을 교차해서 굴려가며 반복하고 방향을 바꿔서도 행한다.

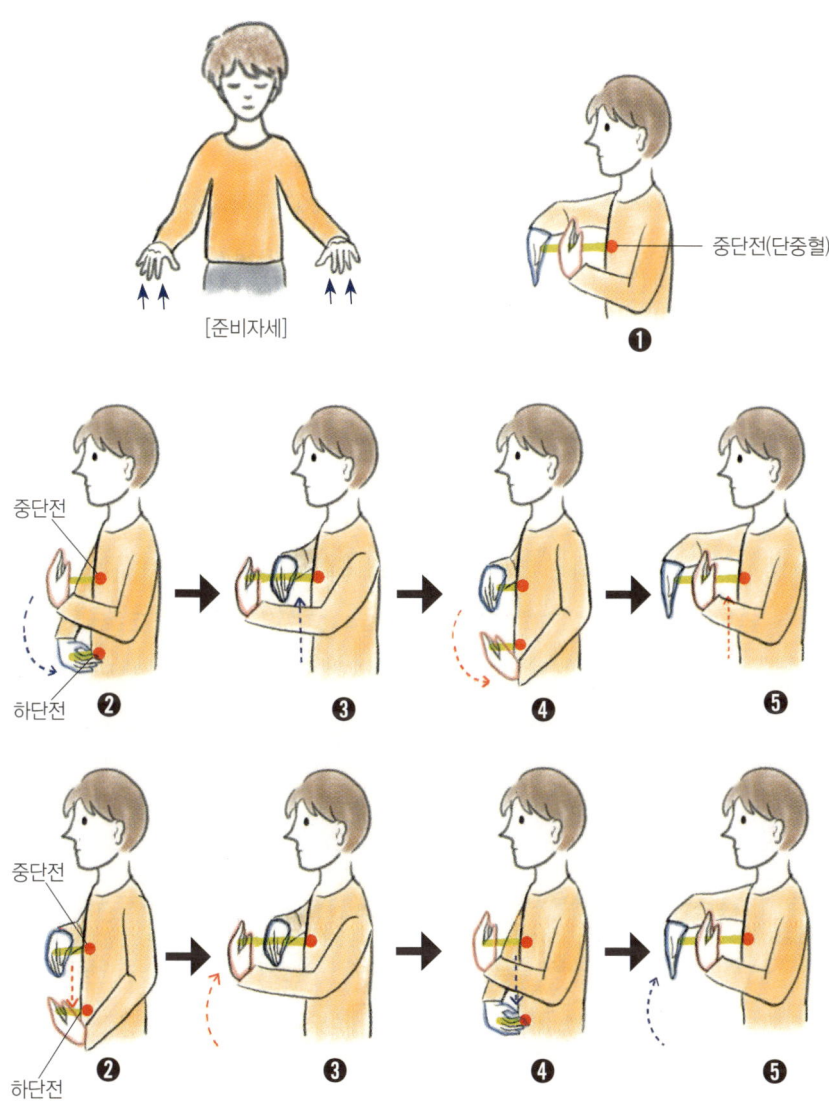

2. 관음대법

팔괘의구가 주로 장심을 여는 것이라면 관음대법은 족심을 여는 것이다. 상기를 잡아주는 그라운딩의 공효가 있다.

누워서 발바닥을 땅에 대는데 가능하면 발뒤꿈치는 닿지 않도록 한다.

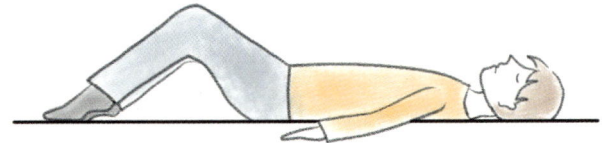

흡기 시에 오른쪽 발로 땅속의 마그마를 끌어 올린다고 상상을 하면서 천천히 오른쪽 다리를 들어 올린다.

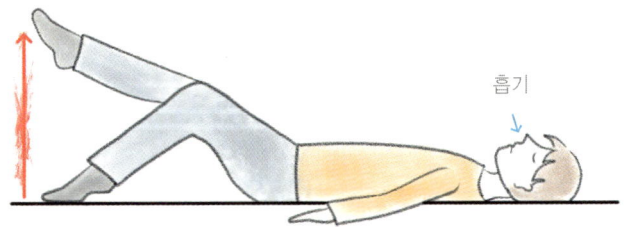

다리로 들어온 열기가 하단전에 들어가도록 하고 잠시 숨을 멈춘다.

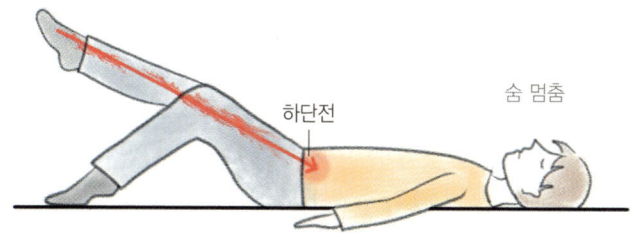

숨을 내쉬면서 하단전의 열기가 다시 발바닥으로 내려가는 것을 상상하며 다리를 천천히 내려서 원래 위치로 돌린다.

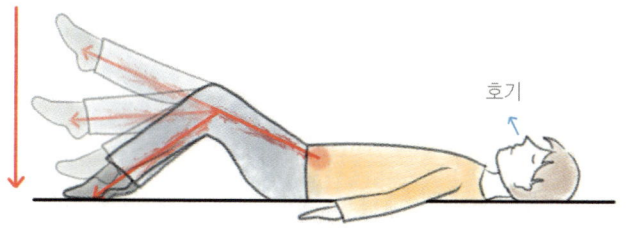

오른쪽 다리를 3회하고 왼쪽 다리를 3회하고 양쪽 다리 모두로 3회를 해서 총 9회를 한다.

3. 하트 앤 소울 에너지 테라피

이 시스템은 하트만 박사에 의해 제창된 것으로 EFT에 대해서 새로운 관점을 제시한다. 기존의 EFT는 전신인 TFT에서 완전히 벗어나지 못한 면이 있었지만, 이 시스템에서는 완전한 결별과 새 출발이 이루어진다. 이것은 기존 EFT를 부정하는 것이 아니라 진화형 EFT라고 주장을 하고 있다.

일단 가장 중요한 부분은 더 이상 감정이나 정서에 중심을 두지 않고 에너지장에 중심을 두는 것이 첫 번째이다. 감정이란 에너지 시스템의 문제를 알려주는 인디케이터(지침에 의하여 계량, 계측하는 계기를 총칭하는 말)에 불과하다는 것이다. 그러므로 감정 자체를 타겟으로 하는 것이 아니라 감정이 가리키는 에너지 문제를 다루어야 한다는 것이다. 에너지장이란 위와 같이 인체를 둘러싸고 있는 그 무엇이다. 사실 이것과 상관은 없지만 일본인 선도가 고등총일랑 선생은 여기에서 상당히 새로운 관점을 제시한다.

우리는 육체를 인지할 수 있고 이 육체를 기반으로 에너지장을 인식한다. 육체를 중심으로 수행을 해서 에너지장을 인지하고 점차로 그 에너지장의 인식도가 높아져서 육체적 감각에 가까워지게 한다. 이것이 이루어지면 이번에는 의식을 에너지장으로 옮긴다. 그렇게 되면 육체를 둘러싼 에너지장이 나의 육체와 같은 입장이 된다. 그러면 이때서야 이 에너지장을 둘러싸고 있는 그 무엇인가를 인지할 수 있다. 그리고 그 무엇인가가 바로 초의식이다.

  우리는 이 에너지장을 다루는 새로운 EFT를 통해서 정화를 하는 다른 관점을 배울 수 있을 것이다.

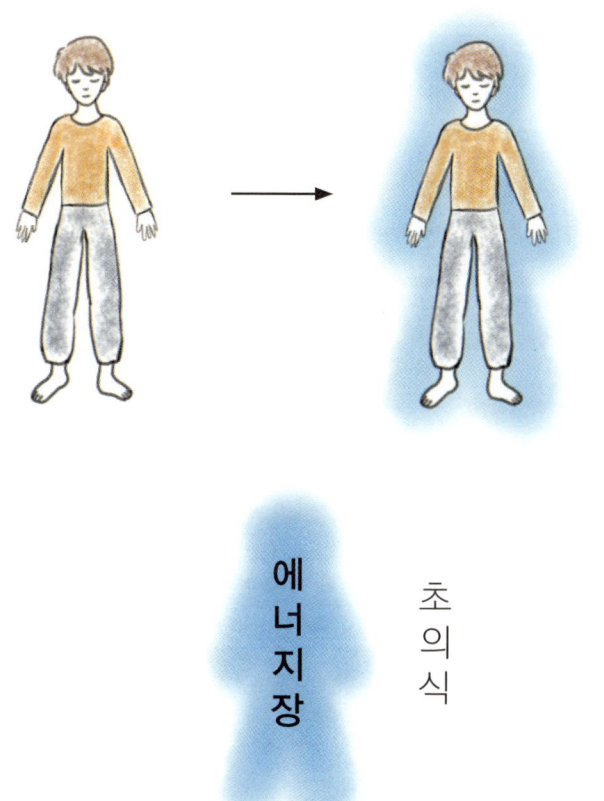

이것이 바로 육체를 둘러싸고 있는 에너지장만 따로 떼어서 보는 것이다. 그러므로, 이 시스템에서는 감정이나 정서나 생각이나 괴로움 등등을 치유 대상으로 삼지 않는다는 것이다. 생리적인 증상은 병원에 가면 되는 것이고 심리적인 증상은 상담을 받으면 되는 것이라는 부분이다. 다만 이러한 심리적이지도 생리적이지도 않은 것에 EFT가 필요하다는 이야기이다.

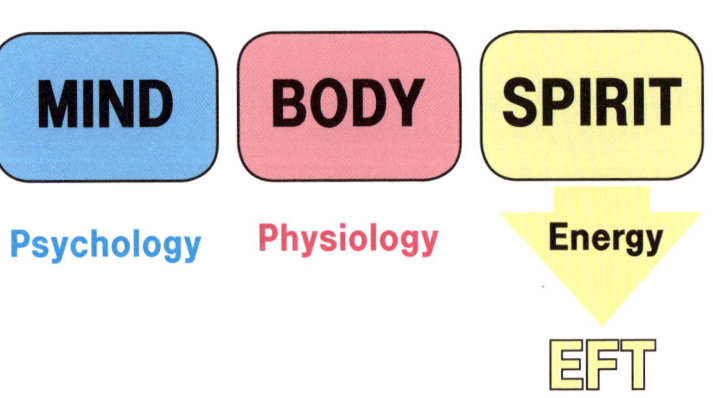

이 관점은 EFT 프랙티셔너들이 심리 상담가나 의료인들과의 분쟁을 할 필요가 없으므로 선한 관점으로 보인다.

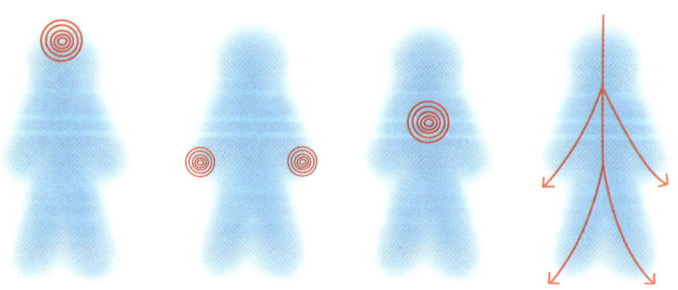

앞의 그림은 머리의 의도와 손의 치유 에너지 활성화와 마음의 평안함과 에너지의 흐름을 보여준다. 이 테크닉은 이렇게 4가지 그림으로 압축이 된다. 또한 앞의 그림은 사람의 육체가 아니라 에너지장이다. 에너지장에 대해서는 오라 리딩에 대한 글을 참조하면 된다.

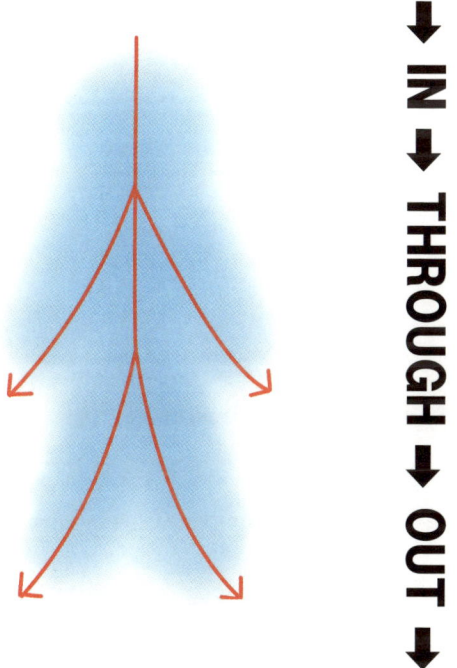

건강하고 행복한 사람의 에너지장의 모습이며 이는 후에 나올 스케일 부분에서 +부분이 된다.

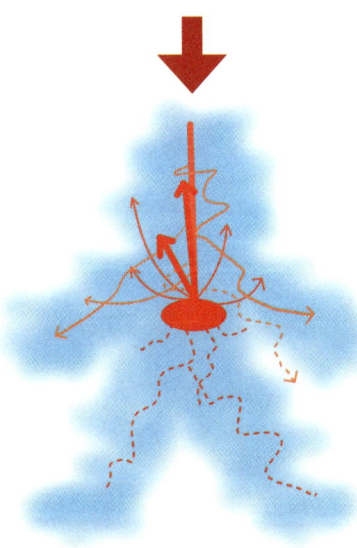

이는 에너지장에 교란이 오게 되는 것으로 어렵고 힘든 사람의 에너지장이다. 아래 나오는 에너지 스케일의 -에 해당한다.

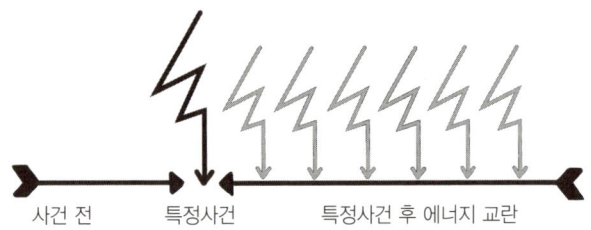

특정 사건(Genesis Event)이 에너지 교란을 만들지만 여기에는 시간 축이 더해진다. 과거로부터 계속된 어떠한 패턴의 사건들

은 인체의 특정 부위에 축적되고 특정 사건이 트리거가 되어 증상이 나타난다. 물론 여기서의 증상이란 에너지장의 교란 상태를 말한다. 그리고 이후로도 유사한 사건들은 동일한 곳에 지속적으로 축적이 되어 간다.

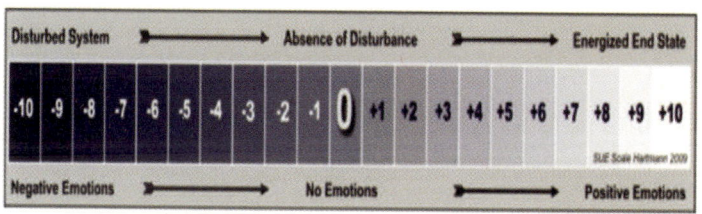

이것이 에너지 스케일이다. 좋지 않은 증상이 -이고 즐겁고 행복한 것이 +이다. 증상의 제거만이 아니라 +를 확보해야 한다는 것을 보여준다.

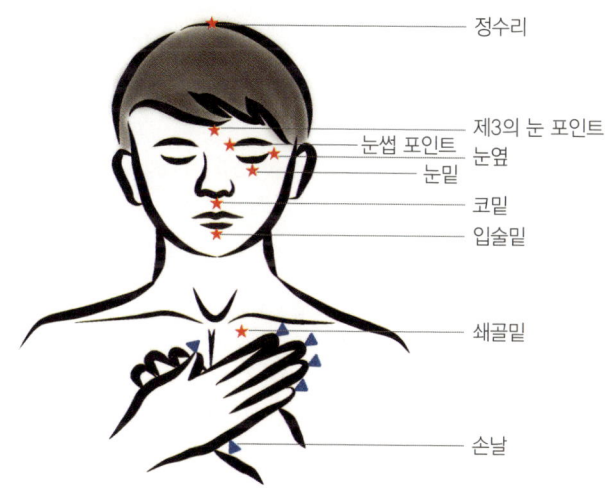

태핑 포인트도 기존과 차이가 난다.

우선 가슴에 그림처럼 손을 얹는다.
그리고는 깊은숨을 3번 내쉬는데 내쉴 때는 "하아~~~"라고 한다.

그런 후에 셋업 스테이트먼트를 말한다.

"나는 거미가 무섭다."
"나는 마음이 무겁다."
"나는 불안하다."
"나는 이 소송을 정화하고 싶다."

예를 들면 이러한 것이 된다. 이 스테이트먼트를 3번 정도 소리 내어 말한다. 그리고는 단축형 스테이트먼트를 말하면서 태핑을 시작한다.

"거미"
"무거운 마음"
"불안"
"소송"

태핑 포인트도 EFT와는 차이가 나는 부분들이 있다.

우선 백회는 동일하다.
다음으로 인당이 들어간다.
그리고나서 얼굴은 동일하다.
몸에서는 옆구리 타점을 사용하지 않는다.
손에서는 네 번째 손가락을 사용한다.

가슴손(호흡) → 백회 → 인당 → 눈썹 안쪽 → 눈가 → 눈 아래 → 인중 → 턱 → 쇄골 하단→엄지→ 검지 → 중지 → 약지 → 소지 → 손날 → 가슴손(호흡) 이렇게 사용이 되는 것이다.

이것은 경혈이라고 하지 않고 에너지 민감점이라 부른다. 신체 중에 신경이 많이 모여 민감한 곳을 자극하는 시스템이라고 생각하고 직관적으로 사용해도 괜찮다. 하트 앤 소울 에너지 테라피는 현재 자신을 불편하게 하는 것 자체를 치유해서 자신의 에너지장을 평안하게 하는 것이고 어떠한 것이 불편하면 그것이 외부의 사건이나 내부의 감정과 상관없이 에너지장만 평안하게 만들면 된다는 관점이다.

4. 리모트 워크

이 작업은 원격으로 치유를 하는 것으로 많은 경우에 유도자와 미디엄이 함께 작업을 한다.

(1) 미디엄의 트랜스를 유도한다.
(2) 미디엄(스캐너)과 타겟의 상위자아의 허락을 구한다.
(3) 미디엄의 상위자아에게 미디엄을 외적인 영향력으로부터 보호해주기를 부탁한다.
(4) 타겟의 상위 자아에게 타겟과의 연결통로 개방을 부탁다.
(5) 타겟의 바디를 스캔한다.
(6) 안 좋은 에너지의 형상을 부여한 후에 빙의 세션과 동일하게 행한다.
(7) 타겟의 상위자아에게 타겟 주위에 영적인 결계를 부탁한다.
(8) 타겟의 상위자아에게 타겟으로 하여금 치유 효과를 인지하게 해달라고 부탁한다.
(9) 미디엄의 상위자아에게 미디엄의 몸과 마음과 영혼을 정화하고 영적인 결계를 만들어달라고 부탁한다.

5. 사이킥 리딩

● 신체이완
① 온몸에 힘을 뺀다.
② 힘을 뺀 상태로 움직이려고 시도한다.
③ 움직여지면 힘이 안 빠진 것이고 못 움직이면 힘이 빠진 것으로 이완된 것이다.

● 의식이완
① 의도적으로 어떤 문장을 말한다. 혹은 속으로 말한다.
예) "지금 내가 잘하고 있나?"
② 문장을 말하는 도중에 중간에 말을 끊는다.
예) "지금 내가 잘… (침묵)"
③ 이렇게 하며 인과적 사고를 멈추는 것이다. 또 다른 말이 떠오르면 바로 끊는다.

● 센터링
① 눈꺼풀을 반만 감는다.
② 눈꺼풀이 보이면 내 의식은 눈꺼풀 뒤에 있는 것이므로 센터링이다.

● 정화 및 충전법

① 하늘에서 빛이 내려와 백회를 통해 뇌를 채운다.

② 그 빛의 액체가 경추에 흘러 내려온다.

③ 그대로 척수를 타고 척수액을 채우면서 내려온다.

④ 꼬리뼈까지 내려오면 빛의 실이 되어 대지의 깊은 곳과 연결된다. 이것이 그라운딩 코드이다.

⑤ 다시 의식을 꼬리뼈로 둔 후 신체의 앞부분으로 간다.

⑥ 회음, 아랫배, 배꼽, 윗배, 가슴을 지나서 쇄골의 움푹 패인 곳까지 올라온다.

⑦ 쇄골에서 빛이 백회와 뒤통수의 중간 부분으로 올라간다.

⑧ 1번으로 돌아가 3회 이상 시행한다.

⑨ 마지막에는 4번에서 차크라와 오라, 내 몸에 있는 모든 부정적인 것을 대지의 중심으로 돌려보낸다.

⑩ 7번에서 종료한다.

이것을 리딩 직전과 직후에 시행한다. 매일 해주면 좋다.

● 멘탈 스크린

① 심상으로 모니터를 하나 만든다.

② 모니터에서 그라운딩 코드를 내린다.

③ 내담자의 몸을 모니터 안에 떠올리고 리딩한다.

● 그라운딩 코드

① 리딩하다가 영상이 오염된 느낌이 들거나 부정적인 영향이 오려고 하면 모니터의 그라운딩 코드를 통해 그라운딩 한다.

② 그 정도가 심하면 모니터를 통째로 구겨서 그라운딩 코드로 그라운딩 한다.

③ 모니터를 넘어 이미 나에게 영향력을 주고 있는 것 같으면 꼬리뼈의 그라운딩 코드로 그라운딩 한다.

④ 리딩이 끝난 후에는 종료선언을 한 후 모니터를 그라운딩 시키고, 혹시 내 몸에 있을 부정적인 것들을 그라운딩 한다.

6. 리모트 디포제션

(1) 나의 상위자아와 타겟이 되는 내담자의 상위자아를 부른다.
(2) 나의 상위자아와 내담자의 상위자아에게 허락을 구한다.
(3) 나의 상위자아에게 내담자의 부정적인 영향이 넘어오지 않도록 부탁한다.
(4) 내담자의 상위자아에게 내담자의 내면의 세계로 들어가는 문을 열어달라고 한다.

(5) 바디 스캔을 한다.

(6) 부정적인 것을 발견하면 형상을 부여한다.

(7) 영적인 것이라면 사람이었던 적이 있었는지 물어본다.

(8) 부정적인 것이 내담자의 분아이면 내담자의 자아와 통합시켜 주고, 영적인 것일 경우 사람이었던 경우가 있다면 천도를 하고, 사람이었던 적이 없으면 악의적 영적 존재로 간주하여 엑소시즘 하는데 모두 상위 자아가 이끄는 방식으로 행한다.

(9) 내담자의 상위자아에게 부탁하여 주변의 오라를 빛으로 채워 부정적인 것이 다시 못 들어오게 한다.

(10) 내담자의 상위자아에게 내담자가 세션의 결과를 확실히 체험할 수 있도록 부탁한다.

(11) 내담자의 상위자아에게 부탁하여 나의 몸과 마음을 깨끗이 하고 오라를 빛으로 채운다.

(12) 두 상위자아에게 감사하다고 말한다.

7. 기문둔갑 침법

기문둔갑 침법은 조국현 선생이 우연히 고서점에서 제갈무후의 기문고서를 입수한 후에 그 기문둔갑법을 바탕으로 침법을 재구성한 것이다. 언급된 기문둔갑의 방법은 전형적인 연파조수가의 기문둔갑이므로 특별한 방식은 아니다. 현재 연파조수가의 기문둔갑은 초신접기와 같은 치윤법에 있어서 통일된 견해가 없다. 이 서적에서는 기문둔갑을 전문적으로 다루는 것이 목적이 아니므로 간단하게 사용하는 방법만 소개하기로 한다. 자세히는 다른 기문둔갑 전문서적들을 참고하기를 바란다.

기문둔갑은 구궁도에 천지 문장 궁신의 6가지 요소를 포국하는 것이다.

기문둔갑 침법에서는 오직 팔문만 사용을 한다.

기문둔갑 침법에서의 기본 구궁도는 다음과 같다.

임읍	열결	조해
외관		후계
내관	신맥	공손

이제 다음의 인터넷 사이트를 방문하도록 한다.

http://www.myluck.co.kr/

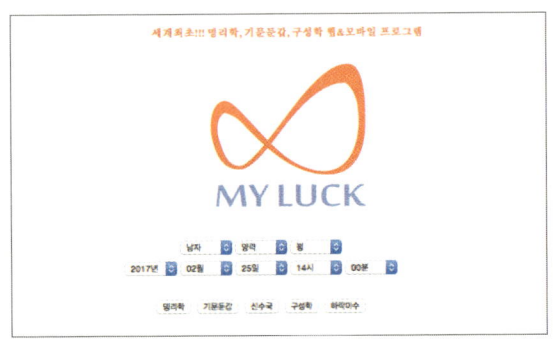

그런 후에 치료를 하려는 년월일시를 넣은 후 기문둔갑을 클릭한다.

하단의 가장 오른쪽의 팔문을 보도록 한다.

그리고 각 증상은 다음과 같이 팔문에 배치가 된다.

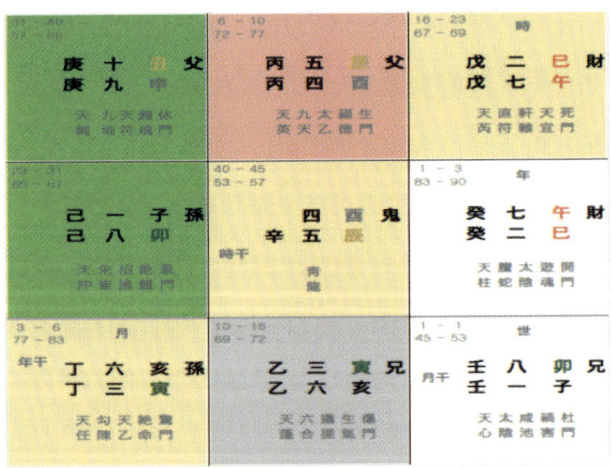

生門 - 기혈조절

傷門 - 식체, 기울

杜門 - 중풍, 신경통

景門 - 두문과 동일

死門 - 어혈, 습독

驚門 - 한열왕래, 허한 증세

開門 - 냉증, 토사곽란

休門 - 식중독, 위장의 병, 오래된 기체 증세

만일 냉증이나 토사곽란이라면 좌상단 궁의 휴문이며 이 궁은 임읍혈이므로 임읍혈에 자침을 한다. 그리고나서 침병에 손가락을 약간 떨어지게 놓은 후에 다음의 정심주를 외우도록 한다. 이 기문둔갑 침법의 경우 십여 년 전에 스승님께서 온라인상에 임시로 공개한 것이 그대로 여기저기 올라와 있는데 완전한 형태가 아니다.

이번에 스승님께 전해 받은 완전한 형태로 다시 공개를 한다.

◎ 正心呪(정심주) / 正鍼呪(정침주)

天火地火 三昧眞火
천화지화 삼매진화

鍼天天開 鍼地地裂

침천천개 침지지열

鍼鬼鬼滅 鍼人人效

침귀귀멸 침인인효

鍼頭如芒 其氣如輪

침두여망 기기여륜

上模太極 下倣五行

상모태극 하방오행

唵 急急如律令

옴 급급여율령

하늘의 불이여.

땅의 불이여.

삼매 속의 참된 불이여.

침이 하늘에 닿으면 하늘이 열리고 침이 땅에 이르면 땅이 갈라진다. 침이 귀신에 닿으면 귀신이 멸하고 침이 사람에 닿으니 사람에게 공효가 난다.

침의 머리는 마치 칼날의 빛과 같고 그 기운은 수레바퀴처럼 끊임이 없다.

위로는 태극을 따르고 아래로는 오행을 따른다.

옴

율령처럼 이를 급히 행하라.

위의 내용이 조국현 선생이 전한 내용이다.

현재 스승님께 전수 받은 내용들 중에서 팔맥교회혈에는 독특한 자침법이 있기에 그 부분을 포함하면 다음과 같아진다.

팔맥교회혈은 서로 짝을 이루고 있다.

공손과 내관
후계와 신맥
임읍과 외관
열결과 조해

또한 팔맥교회혈은 기경팔맥을 대표하는 혈자리이므로 이를 팔맥으로 바꾸면 다음과 같다.

충맥과 음유맥

독맥과 양교맥

대맥과 양유맥

임맥과 음교맥

이를 운용하는 법칙은 다음과 같다.
- 앞의 혈을 우선 자침하고 뒤의 혈을 나중에 자침한다.
- 음경은 수경을 사하고 족경을 보한다.
- 양경은 수경을 보하고 족경을 사한다.

충맥 － 공손 ＝ 족태음비경 : 선보
음유맥 － 내관 ＝ 수궐음심포경 : 후사

독맥 － 후계 ＝ 수태양소장경 : 선보
양교맥 － 신맥 ＝ 족태양방광경 : 후사

대맥 － 임읍 ＝ 족소양담경 : 선사
양유맥 － 외관 ＝ 수소양삼초경 : 후보

임맥 － 열결 ＝ 수태음폐경 : 선사
음교맥 － 조해 ＝ 족소음신경 : 후보

그러므로 가령 포국 후에 임읍이 나왔다면 외관과 함께 자침을 해야 한다.

우선 임읍을 사하고 외관을 보한다. 그런 후에 임읍의 자침부위에 손가락을 약간 떨어진 위치에 올리고 정심주 또는 정침주를 외운다.

마지막으로 조국현 선생은 증상별로 기문둔갑침을 사용했지만 팔문 자체에는 기운을 움직이는 공효가 있다. 그러므로 기문둔갑의 팔문을 다루는 것으로써 이 기문둔갑 침법이 쓰여지기도 한다. 이에 대해서 전해지는 다른 적용법들은 다음과 같다.

정신적인 적용

生門 : 선천지기의 격발

傷門 : 외부의 사기와 싸우는 체표 위기의 강화

杜門 : 정신과 의식의 치료

景門 : 환시, 환청, 환각의 치료

死門 : 절명 시 기사회생

驚門 : 감정과 정서의 치료

開門 : 막힌 기운의 소통

休門 : 후천지기의 배양

후천지기의 적용

生門 – 조한실증

傷門 – 습한실증

杜門 – 조열허증

景門 – 조한실증

死門 – 습한허증

驚門 – 습열실증

開門 – 조열실증

休門 – 습열허증

선천지기의 적용

生門 – 주천시 미려관의 정체

傷門 – 주천시 협척관의 정체

杜門 – 주천시 옥침관의 정체

景門 – 주천시 백회혈의 정체

死門 – 주천시 상단전의 정체

驚門 – 주천시 중단전의 정체

開門 – 주천시 하단전의 정체

休門 – 주천시 회음혈의 정체

이외에도 더 깊은 내용들이 있으나 이 서적의 본래 목적과 부합하지 않으므로 생략한다.

6. 오행 아로마

오행 아로마는 오행 에너지를 구분할 수 있을 경우에 사용하면 좋다.

오행 에너지를 구분하는 방법은 한국인 기공사 양요한 선생의 오행기공을 바탕으로 구성하였다.

오행 에너지는 다음과 같은 반응을 일으킨다.

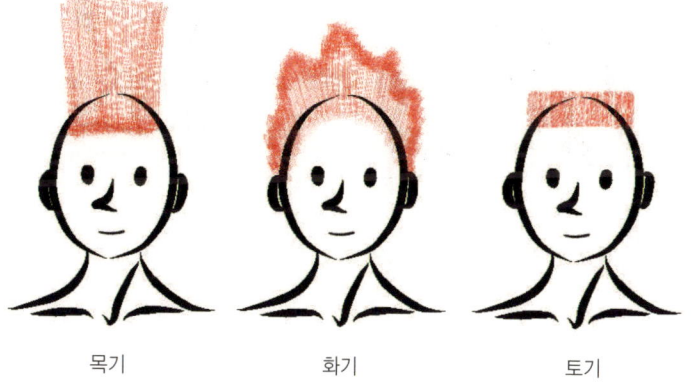

목기   화기   토기

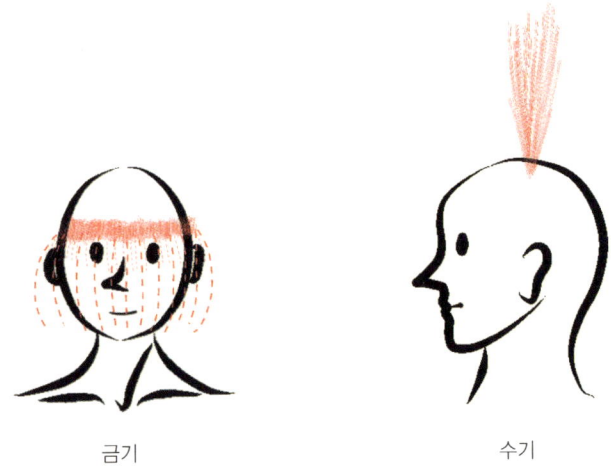

이러한 오행 기를 느끼는 연습법은 다음과 같다.

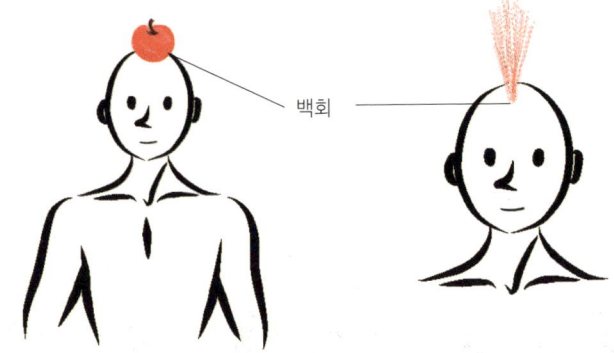

우선 수기는 그림과 같이 백회에 사과나 옴나무 등의 수기를 갖는 물건을 놓고서 느낌을 느껴 본다. 그리고서 그 물건을 치운 후 수기를 떠올리면 백회에서 반응이 오도록 훈련을 한다.

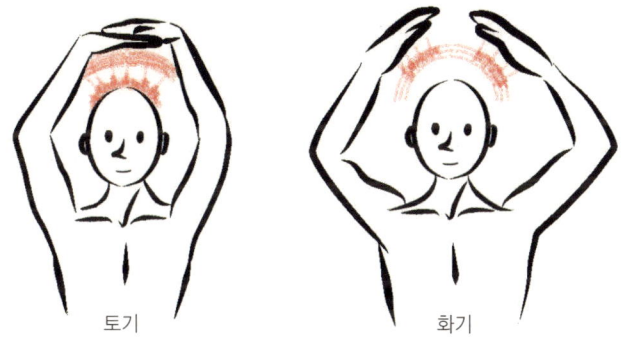

토기는 머리 전체를 감싸는 듯한 기감을 느끼는 것이고 화기는 머리 양쪽 앞쪽의 기감을 느끼는 것이므로 손으로 이를 연습해 본다.

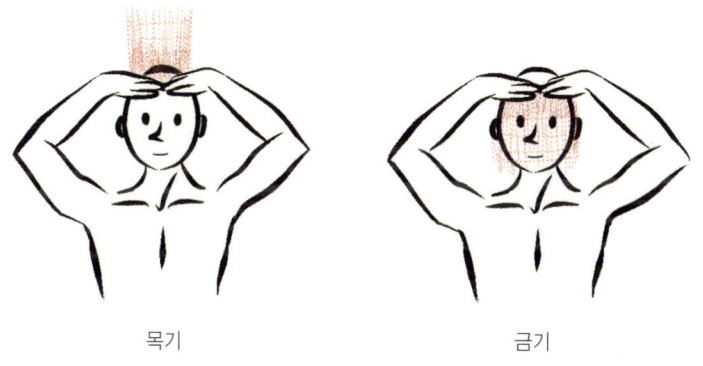

목기와 금기는 손으로 이마 상단을 따로 감싸듯이 엄지와 나머지 손가락으로 감싸도록 한다. 그리고 위쪽으로 느껴지는 기감은 목기이고 아래쪽으로 느껴지는 기감은 금기이다.

이렇게 오행 기를 느끼게 되었으면 이제 실제로 그러한 기운을 받았을 때 그 반응이 일어나는지를 테스트해 본다.

오행기	지역(산)	산의 형상	행성
목	가야산	∧	목성
화	희양산	MM	화성
토	계룡산	⌐⌐	토성
금	금오산	⌒	금성
수	지리산	∩∩∩	수성

 우선 오행별 형상의 산을 바라보면서 해당 오행 기의 느낌이 드는지 테스트해 보고 훈련을 한다. 다음으로는 가야산의 항공 사진을 보고서 목기의 느낌이 드는지를 테스트해 보고 훈련을 한다. 나머지 산들도 똑같이 해본다. 마지막으로 하늘의 각 행성을 상상으로 떠올리고서 해당 행성의 오행 기가 느껴지는지 테스트를 해 보고 훈련을 한다.
 이렇게 해서 누군가의 기운을 체크했을 때 특정 오행이 너무 강하게 느껴지면 사법을 쓰고 너무 약하게 느껴지면 보법을 쓰도록 한다.

1단계 - 필요한 목적에 맞는 에센셜 오일 찾기

〈목행 사법〉

주 오일 : 로만 카모마일(Roman Chamomile), 모로칸 카모마일(Moroccan Chamomile)

〈목행 보법〉

주 오일 : 로즈(Rose), 레몬(Lemon), 제라늄(Geranium)

〈화행 사법〉

주 오일 : 라임(Lime), 만다린(Mandarin), 일랑일랑(Ylang Ylang)

〈화행 보법〉

주 오일 : 카다몸(Cardamom), 베르가못(Bergamot), 피멘타 베리(Pimenta Berry)

〈토행 사법〉

주 오일 : 네놀리(Neroli), 베르가못(Bargamot), 스윗 오렌지(Sweet Orange)

〈토행 보법〉

주 오일 : 로즈마리(Rosemary), 베르가못(Bergamot), 그레이

프 프루트(Grapefruit)

〈금행 사법〉

주 오일 : 로렐(Laurel), 로즈마리(Rosemary) , 스윗 마조람(Sweet Marjoram)

〈금행 보법〉

주 오일 : 실버 퍼(Silver Fir), 그랜드 퍼(Grand Fir), 헴록 스프루스(Hemlock Spruce)

〈수행 사법〉

주 오일 : 베티버(Vetiver) ,파출리(Patchouli), 로즈우드(Rosewood)

〈수행 보법〉

주 오일 : 프랑킨센스(Frankincense), 블랙 스프루스(Black Spruce)

우선 오일을 선택하고 그 오일의 카테고리와 노트를 검색한 후에 다음의 과정인 블렌딩을 한다.

2단계 - 오일의 카테고리와 노트에 맞춰 블렌딩 하기

● 카테고리

향을 기준으로 분류, 동일한 카테고리에 있으면 잘 섞인다.

◎ 플로랄(Floral) : 라벤더(Lavender), 네놀리(Neroli), 자스민(Jasmine) 등

◎ 우디(Woodsy) : 파인(Pine), 시더(Ceder) 등

◎ 어시(Earthy) : 오크모스(Oakmoss), 베티버(Vetiver), 파출리(Patchouli) 등

◎ 허베이셔스(Herbaceous) : 마조람(Marjoram), 로즈마리(Rosemary), 바질(Basil) 등

◎ 민티(Minty) : 페퍼민트(Pappermint), 스피어민트(Spearmint) 등

◎ 메디시날(Medicinal) : 유칼립투스(Eucalyptus), 카제풋(Cajaput), 티트리(Tea Tree)

◎ 스파이시(Spicy) : 넛맥(Nutmeg), 클로브(Clove), 시나몬(Cinnamon)

◎ 오리엔탈(Oriental) : 진저(Ginger), 파출리(Patchouli)

◎ 시트러스(Citrus) : 오렌지(Orange), 레몬(Lemon), 라임(Lime)

● 카테고리의 블렌딩

-플로랄은 스파이시, 시트러스, 우디

-우디는 모든 카테고리와 블렌딩 가능

-스파이시와 오리엔탈은 플로랄, 오리엔탈, 시트러스

-민티는 시트러스, 우디, 허베이셔스, 어시

● 노트

얼마나 빨리 증발하느냐가 기준이다.

탑, 미들, 베이스에서 하나씩 선택하는 것이 좋다.

◎ 탑 노트

아니스, 바질, 베이, 로렐, 베르가못, 민트, 시트로넬라, 유칼립투스, 갈바넘, 그레이프프루트, 라벤더, 라벤딘, 레몬, 레몬그라스, 라임, 오렌지, 페퍼민트, 페티그레인, 스피어민트, 타제테스, 탄제린

◎ 미들 노트

베이, 카모마일, 시나몬, 클레리 세이지, 클로브 버드, 사이프러스, 딜, 펜넬, 제라늄, 히솝, 자스민, 주니퍼 베리, 마요람, 네놀리, 넛맥, 팔마로사, 파슬리, 파슬리, 파인, 로즈, 로즈마리, 로즈우드, 티트리, 타임, 야로우, 일랑일랑

◎ 베이스 노트

안젤리카 루트, 발삼, 밀랍, 벤조인, 시더우드, 프랑킨센스, 진저, 미르, 오크모스, 파출리, 샌달우드, 바닐라, 베티버

3단계 - 에센셜 오일 블렌딩

탑 : 미들 : 베이스의 비율 = 30: 50: 20

4단계 - 블렌딩 오일 재워두기

24~48시간 정도 잘 섞일 수 있도록 놓아둔다.

5단계 - 블렌딩 테스트

:향이 마음에 드는지 테스트하는 단계

캐리어 오일(호호바, 스윗 아몬드, 포도씨유 ,아보카도)과 에센셜 오일의 비율을 조절하면서 마음에 드는 향이 나오는 비율을 찾는다.

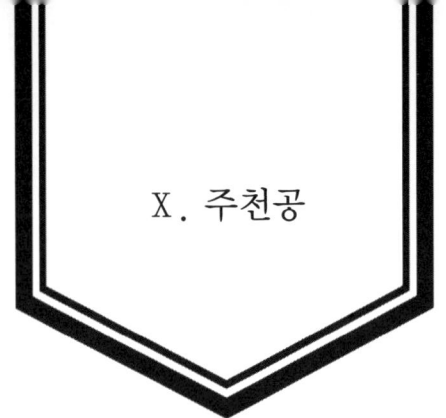

X. 주천공

주천공은 여러 가지 다른 방식들이 전해지지만 여기서는 중국에서 무수한 수련자들이 수련을 하고 큰 부작용이 없었던 공법들을 모아서 소개하도록 한다.

실제로 주천공을 하지 않는다고 해서 공의 깊이가 깊지 않은 것은 아니다. 무수한 기공사들 중에서 주천공을 하지 않고도 깊은 공법의 경지에 이른 이들이 많다. 그러므로 특별히 주천공을 마스터할 목적이 있지 않은 한은 굳이 이를 실행하지 않아도 된다.

특히 기공계통에서 가장 많은 부작용인 편차가 나오는 공법이 자발공과 주천공이다. 자발공은 의도적으로 움직일 경우 발생하지만 주천공은 중추신경계의 교란이 일어날 수 있기에 위험하다. 가능하면 아우토겐 트레이닝 등을 통해서 어느 정도 자율신경계를 다룰 수 있게 된 후에 이를 행하는 것을 권장한다.

1. 자오주천

자오주천은 일반적으로 소주천이라고 말해지는 것이다. 많은 선도나 기공 수행자들이 수행 중에 편차를 겪는 가장 큰 이유가 잘못된 소주천 때문이라고 알려져 있다. 자오주천은 기공사 이소파의 진기운행공을 바탕으로 하여 재구성하였다.

1보공

호흡에 의식을 거는 것은 자율신경계를 교란시킬 수 있기에 아무리 살살 고요하게 한다고 해도 위험할 수 있다. 일부러 호흡을 천천히 하는 것도 역시 의도적으로 호흡에 개입을 하는 것으로 역시 위험하다. 그러므로 가장 좋은 것은 호흡은 내버려 두고 거기에 살짝 의도만 더하는 방식을 권한다. 다음으로 흡기 시에 기운을 단전으로 내리는 것이 가장 위험하고 호기 시에 단전으로 내리는 것이 다음으로 위험하다. 진기운행공에서는 두 가지 방식이 아닌 우선적으로 심와부에서부터 시작을 한다. 심와부는 구미혈(명치)과 중완혈의 중간 정도 지점을 말하며 대개 횡격막이 자리하는 부분이다.

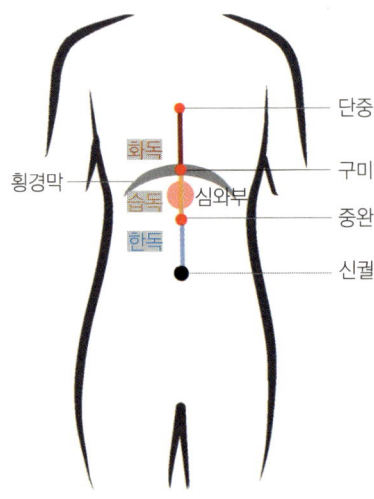

인체에는 세 가지 독이 쌓여 있고 이는 다음과 같다.

첫째는 단중혈부터 구미혈의 부위로, 이는 심화가 아래로 내려가지 못하고 걸려있는 화독이며 울화이다. 둘째는 구미혈부터 중완혈의 부위로, 이는 비습이 심화가 하강하지 않아 운화를 못해 쌓인 습독이다. 셋째는 중완혈부터 신궐혈의 부위로, 이는 신수가 습독을 얼려 적체시킨 것으로 한독이 된다. 이 세 가지 독을 제대로 처리하지 않은 채로 바로 기침단전이나 의수단전을 할 경우 기가 역상하게 된다. 그렇기에 우선적으로 팔괘의구와 관음대법을 연공해서 준비를 한 후에 이를 행하는 것이 좋다. 화독은 우선적으로 마음을 고요하게 하고 그 결과로 심장이 느리게 뛰면서 심신이 편안해진 이완 상태로 가도록 해서 제독을 한다. 이제 두 번째인 습독과 세 번째인 한독을 처리하는 것이 진기운행공의 1보공에서 해야 하는 것이다. 호기 시에 심와부에 의식을 두고 흡기 시에는 의식을 편안하게 하기만 한다. 그렇게 꾸준히 하다 보면 구미혈의 하단이나 늑간 하단이 뻐근해진다. 열이 나거나 무언가 녹는 느낌이 든다. 이것이 화독이 풀리고 열기가 아래로 내려가며 습독을 녹이는 것이다. 생리적으로는 잘못된 습관으로 굳어진 횡격막이 제대로 활동을 시작하는 것이다.

여기까지가 1보공이다.

2보공

1보공 때와 동일하게 심와부를 느끼면서 행하다 보면 어느 순간 무언가 녹아서 배로 쏟아지는 것 같아지면서 배의 감각이 사라진다. 이를 용호비결에서는 편향증험이라고 했다.

이렇게 배가 사라지는 느낌이 삼독이 풀리는 것으로 많은 경우 몸살과 설사 등을 하게 되지만 명현반응이다. 명현반응은 21일을 넘는 경우가 없으므로 만일 21일 이상 이러한 반응이 온다면 수행을 멈추고 의료적인 조치를 받아야 한다. 이렇게 배가 풀리면서 숨이 무한하게 하단전으로 들어가는 것 같아지면 2보공을 모두 마친 것으로 이제 3보공으로 들어간다.

3보공

이제 하단전까지 숨이 편안하게 내려가므로 호흡을 하면서 하단전을 느끼도록 한다. 호흡을 조절하지 말고 기운을 끌고 내려가는 것도 아니고 단지 배의 감각만 느끼면서 편안하게 호흡을 한다. 아랫배가 따뜻해지고 허리 쪽의 신장도 점차로 뜨거워지는 반응이 나타나면 3보공을 마친 것이다. 이렇게 진기운행공은 저절로 이러한 진행이 이루어지도록 하는 것이다.

4보공

허리의 신장을 단전의 열기가 데워서 수승화강이 일어나는 것이다. 기운을 돌리는 것이 아니라 단전의 열기로 신장의 수기가 척추를 타고 오르는 것이다. 그러므로 척추를 관으로 여기고 그 관의 아래에 물이 있는데 그 물을 단전의 불이 끓여서 수증기가 되어서 그 관을 타고 오르는 것을 생각하면 된다.

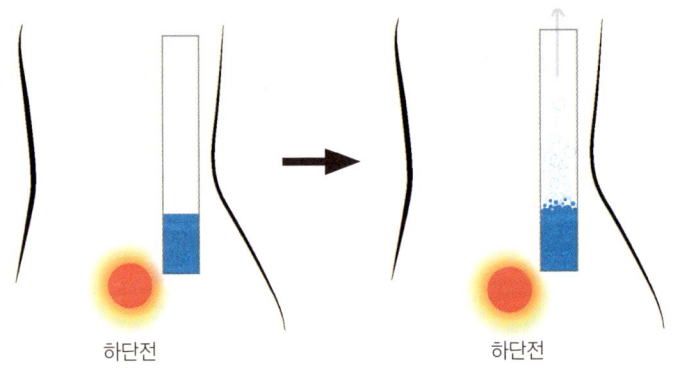

하단전　　　　　하단전

이러한 모습을 상상하는 것이 아니라 개념으로 이해를 하고 오직 단전만 바라보며 호흡을 하면서 바르게 앉아 있으면 저절로 독맥이 통하게 된다. 이렇게 해서 척추를 타고 오른 수증기가 옥침에 이르러서 청량감이 들면서 뇌를 깨우게 되면 4보공을 마친 것이다.

5보공

의식을 천목에 두고 가볍게 전신을 의수하도록 한다. 그러면 상단전과 하단전이 서로를 이끌면서 임독의 주천이 일어나고 계속하면 전신의 경락을 열게 된다. 진기운행공만 꾸준히 해도 모든 주천이 가능하지만 이 이후의 과정은 다른 공법들로 이를 행하는 것을 소개한다.

2. 전신주천

전신주천은 연정화기, 연기화신, 행기공의 세 가지로 구성하였다. 이중에서 연정화기와 연기화신은 기공사 진관화 선생의 공법을 중심으로 정리했고 행기공은 기공사 유여광 선생의 공법으로 정리했다. 연정화기 연기화신으로 전신의 기의 소통을 이루고 행기공으로 그 공을 깊이 하는 것이다.

1) 연정화기

(1) 용어해설
- 상단전 – 니환궁
- 중단전 – 배꼽과 명문 사이를 10으로 나누어서 배꼽 쪽에서 7이고 명문 쪽에서 3인 부위
- 하단전 – 회음혈
- 협척 – 대추혈 아래 3촌
- 옥침 – 뒤통수 풍부혈 아래

일반적으로 말해지는 위치와 다르므로 주의해야 한다.

(2) 실제행법

1차 통관

① 3회의 가벼운 호흡을 행해서 자연스럽게 하도록 한다.
② 흡기 시 의념을 명문에 이르게 한다.
③ 호기 시 의념을 배꼽에 닿도록 한다.
④ 어느 정도 이렇게 행한 후에, 호기 시 기를 중단전에서 회음

(하단전)을 경유해서 용천으로 관통해 간다.

⑤ 흡기 시 기를 용천에서 회음을 경유해서 명문에 이르도록 한다.

⑥ 이어서 자연히 장강혈이 통하게 된다.

⑦ 이와 연결해서 협척과 옥침까지 통과한다.

⑧ 의념을 호기 시에 배꼽에 이르고 흡기 시에 협척에 이르게 한다.

2차 통관

① 처음에는 협척부위에 마비감이 나타난다.

② 후에는 발열감이 나타난다.

③ 최후로 명문에서 협척까지 기가 관통한다.

④ 협척부위에 손바닥 하나 넓이로 기감이 발생하면 협척을 통과한 것이다.

⑤ 이후 동일한 방법으로 옥침을 통과한다.

⑥ 호기 시 의념을 배꼽에 두고 흡기 시 의념을 명문에서 일으켜 협척을 지나 옥침까지 나아간다.

⑦ 협척과 동일하게 손바닥 하나 넓이로 기감이 발생하면 옥침을 통과한 것이다.

3차 통관

① 위의 1,2차 통관 후 눈을 위로 올려 뒤통수 부위를 의념으로

바라본다.

② 다시 의념으로 시선을 앞쪽으로 되돌린다.

③ 당연히 기는 옥침에서 백회에 이르게 된다.

④ 이어서 두정부에 청량하고 온윤(溫潤)한 느낌이 난다.

⑤ 전신에 기가 펼쳐지면 연정화기를 이루었다고 한다.

⑥ 그러한 상태를 유지하면 기가 하강한다.

⑦ 기가 하강할 때 의념으로 인도하지 않아야 한다.

⑧ 기는 3가지 경로(양눈과 코)로 하강한다.

4차 통관

① 3경로가 모여서 인중에 이르고 혀를 입천장에 붙여서 임맥과 독맥을 소통시킨다.

② 그런 후 임맥 혹은 충맥으로 하강하여 중단전에 이른다.

③ 이러한 일주천을 소주천이라 하며 한 번에 9회를 넘지 않도록 한다.

④ 마지막에 기를 중단전으로 돌려 수공한다.

(3) 주의사항

① 입-좌-와식이 모두 허용되나 와식 시에 머리를 높이도록 한다.

② 연공 시 잡념을 배제하도록 한다.

③ 의념을 너무 과도히 긴장시켜 사용하지 말아야 한다(돕지도 말고 잊지도 말도록 한다.)
④ 기가 머리에 올랐을 때 너무 오래 머무르지 않게 한다.
⑤ 기를 한 경혈에 너무 오래 머무르게 하지 않도록 한다.
⑥ 혀에 마비증세가 오고 입안이 건조해지면 주화이므로 용천과 명문에 의념을 두도록 한다.

2) 연기화신

① 연정화기를 행한 후에 혀를 입안에서 3회 돌려서 침(진액)이 생성되도록 한다.
② 생성된 진액을 삼켜서 의념으로 치골부위까지 하강시킨다.
③ 치골에서 복사뼈, 위중, 환도, 회음, 장강, 협척, 겨드랑이 밑 극천, 중충, 견정, 협척으로 돌아온다.
④ 의념으로 옥침을 심상한 후 양쪽 귀 뒤의 뿌리에서 귀의 상부로 올라가서 귀 주위를 3번 감은 후에 옥침으로 돌아온다.
⑤ 시선을 이용해서 백회를 심상한 후 머무르지 않고 즉시로 얼굴부위를 흘러내려서 인중에 이르게 한 후 임맥으로 하강한다.
⑥ 이를 일회 하는 것을 대주천 1륜(輪)이라 하고, 3륜 후에 다시 혀를 3회 회전시킨다.
⑦ 9륜 후에 중단전에 기를 모아 수공한다. 이를 구전환혼단(九

轉還魂丹)이라 한다.

주의 사항은 눈을 가볍게 감고하며 각 혈들을 심상하며 기의 운행노선을 심상으로 그리지 않는다.

또한 연공 중의 여러 환상에 의미를 두지 말고 무심히 지나 보내도록 한다.

3) 행기공 : 개요

행기공은 크게 두 가지 단계이다.

(1) 점선면체행기공(點線面體行氣功)
(2) 수화기공(髓化氣功)

일반적으로 주천공 등의 경우 기감이 증대되는데 비해서 기의 농밀도가 미치지 못하는 경우가 있다. 이 행기공은 체내를 흐르는 기의 농도를 높여서 마침내 기를 골수로까지 변화시킨다. 그렇게 해서 원정을 보충하여 신체의 변화를 극도로 한다.

행기공의 전반부의 점선면체행기공은 역근경에 해당하고 수화기공은 세수경에 해당한다. 그렇게 해서 몸의 구조를 정밀하고도 조밀한 기의 몸으로 재구성하는 작업이다.

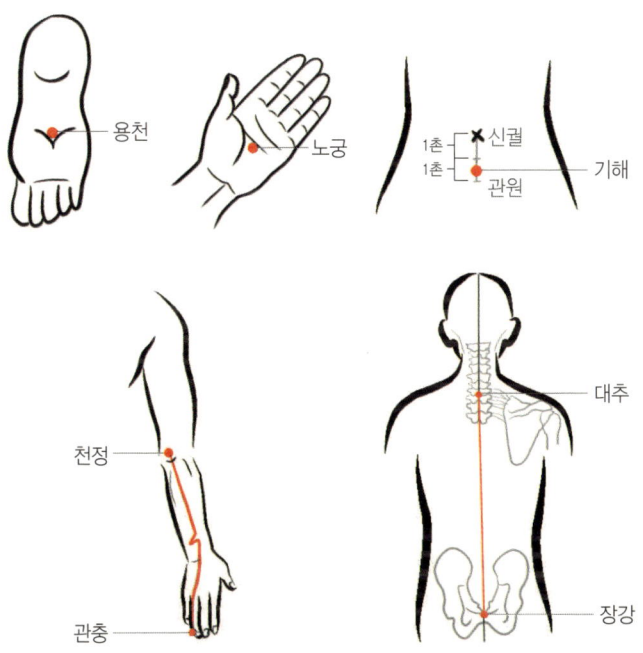

행기공 : 점행기공

이것은 점선면체행기공의 첫 단계인 점행기공이다.

① 1보공 : 양 발바닥의 용천혈에 의와 기를 상수함

② 2보공 : 양 손바닥의 노궁혈에 의와 기를 상수함

③ 3보공 : 용천과 노궁의 4점에서 동시에 의와 기를 상수함

④ 4보공 : 용천과 노궁과 기해(또는 관원)에서 동시에 의와 기를 상수함

위의 4보공을 다른 말로 5점행기법이라고 한다. 이 공법으로 공기에 포함된 기와 생명력으로서의 기를 분리시킬 수 있으며 공부가 쌓여가며 미세한 신체와 미세한 의식이 더욱 명료해진다.

행기공 : 선행기공
① 1보공 – 족양명위경의 족삼리에서 여태혈의 경락선 상수
보통 기가 흐르면서 지나간 곳에는 기감이 약화된다.
선행기공은 이러한 경락전체가 기의 소통과 함께 늘 강한 기감 또는 기의 충만이 있도록 하는 것이다.
먼저 점행기공의 방법으로 족삼리혈과 여태혈을 의와 기가 상수한다. 그런 후에 의와 기를 강화시켜 두 혈 사이를 관통하여 선상 전체에서 의와 기가 상수하도록 한다.
나머지도 동일하게 행한다.
② 2보공 – 수소양삼초경의 관충혈에서 천정혈의 경락선 상수
③ 3보공 – 독맥의 장강혈에서 대추혈까지 경락선 상수
④ 4보공 – 1, 2보공을 동시에 행함
⑤ 5보공 – 3, 4보공을 동시에 행함

일단 기본 5보공에 익숙해지면 각 경락을 자유로이 선택해서 행할 수 있다.

행기공 : 면행기공

동양의학의 신체 구분법에는 12피부라는 피부에 대한 부분이 있다. 이와 관련하여 이해하면 면행기공을 좀 더 깊이 공부할 수 있으리라 여긴다.

물론 이해 못 해도 공법을 익히는 것에는 무리가 없을 것이다. 먼저 점행기공과 선행기공을 하고 행하면 된다.

① 제1보공 : 두피행공

입정한 후 미간 부위의 조규에 의를 머물게 하고 머리 안쪽을 내시하면서 의와 기가 머리 내부에서 외부를 향해 발해지도록 한다. 그런 후에 다시 머리의 표피 부분으로 의와 기가 서로 상수하도록 한다. 그러면 두피 전면에 걸쳐서 기에 의한 감각이 드러나게 된다.

나머지도 이와 같이 행한다.

② 제2보공 : 이피행기 – 귀부위의 피부를 행기한다.

③ 제3보공 : 안면 피부행기

④ 위의 3가지를 한 번에 행한다.

만일 혈압이 높은 사람이라면 다리부위를 행하도록 하며 전신의 어느 부위든지 피부 상에 행기가 이루어지도록 한다.

행기공 : 체행기공

체행기공으로 행기공의 전반부인 점선면체행기공이 마무리된다.

마치 온몸이 풍선이고 호흡과 의념에 맞추어서 기에 의해 풍선에 바람이 들어가듯이 팽창하는 느낌으로 행한다.

① 제1보공 : 결집진기

앞의 공법들을 마무리 지으며 기를 단전으로 되돌린다.

단전에서 의와 기가 상응하며 더욱더 깊은 입정에 들면 기감이 점점 더 증대된다. 단전 안에 의와 기에 의해 탄성이 가득하며 팽창하는 느낌인 충기(充氣)가 일어나면 2보공으로 넘어간다.

② 제2보공 : 쌍각충기

단전부위의 기를 양다리로 내리도록 한다. 족삼리를 지나서 양다리 전 부위에 충기가 일어나도록 한다. 다리가 마치 더운물에 잠겨 있는 느낌을 갖도록 한다.

③ 제3보공 : 쌍수충기

2보공과 같이 행하는데 천정혈을 지나서 양팔에 충기가 일어나도록 한다.

④ 제4보공 : 2,3보공을 함께 행하도록 한다.

⑤ 제5보공 : 전신행기

역복식 호흡을 행하여 호흡과 행기를 함께 한다.

흡기시 아랫배가 수축하며 의와 기는 단전에서 상수한 후에 전신에 충기가 일어나 팽창되도록 한다. 호기시 아랫배를 이완시키며 내밀고 의와 기가 단전에 상수하며 풍선에 바람이 빠지듯이 이완시키며 단전의 일점에 의와 기가 자리하도록 한다.

이것을 3번에서 9번 정도 행하도록 하며 후에 익숙해지면 27호흡을 하도록 한다.

이렇게 해서 피부에서 근육으로 기를 충만하게 해 나아간다.

보통 기가 흐를 경우 일단 흘러 지나간 곳의 기감이 약화되는 것과는 달리 행기공은 늘 기가 충만되어 온몸의 내부에 내력이 늘 자리하도록 하는 공법이다.

수화기공 : 자세

어깨 넓이로 다리를 벌리고 무릎을 약간 굽혀서 발바닥이 대지를 미는 듯한 느낌으로 선다.

발가락으로 지표를 가볍게 쥐는 듯한 기분을 갖는다. 허리를 바로 하고 가슴을 약간 움츠리고 등을 편다. 아랫배를 약간 수축시키고 항문을 조인다. 손바닥을 윗배 정도 높이에 양 어깨 넓이로 들어 올리는데 큰 공을 드는 듯이 둥글게 하며 어깨를 낮추고 팔꿈치에 힘을 뺀다. 손가락도 약간 굽히고 충분히 이완하며 상상으로 물에 몸을 담그고 물에 뜬 공을 드는 듯이 부력을 느끼며 행하도록 한다. 몸을 충분히 방송하며 눈을 가볍게 감고 혀를 입천장에 붙이고 입을 가볍게 다물도록 한다.

수화기공 : 운기

수화기공의 운기법은 무릎을 약간 구부리고 팔을 편히 아래로 내리고 서있는 무극장 자세에서 시작한다.

주천이 이루어지고 나서 십여 분간 고요히 방송 입정한다(개공 입경과 천인상응을 어느 정도 시간 동안 행한다.)

다음으로 발바닥을 통해서 의식을 대지의 아래 깊은 곳으로 하강시킨다.

대지 아래에 깊이깊이 내려간 후에 의식을 마치 그물을 펼치듯이 펼쳐서 대지에 깃든 무궁한 생명력을 포획해서 용천혈로 올려 보낸다. 그리고 생명이 가득한 영성스러운 기운이 발바닥의 뼈들을 채우기 시작해서 점차로 위로 오르게 한다.

이렇게 해서 온몸의 뼈 속에 기운이 충만하게 한다.

호흡은 역 복식 호흡으로 들숨 시에 배가 들어가고 가슴이 나오면서 기운이 점차로 차오르도록 하고, 날숨 시에 배가 편히 이완

되고 가슴이 가라앉으면서 기운을 그 자리에 안정시킨다.

수화기공 : 수기

전신 골격 안에 기운이 가득한 상태에서 의식을 가볍게 단전에 두고서 자연호흡을 하면서 온몸 골격계에 가득한 기운을 고정시키고 밖으로 새어 나가지 않게 한다.

초보자는 3~9호흡 동안 머무르게 하고 점차로 27회 호흡까지 그를 늘려 나간다.

이렇게 하는 동안 대자연의 기운은 골격계 안에서 골수로 화하게 된다. 이를 수화기(髓化氣)라고 한다.

그런 후에 허리를 미미하게 당기는 기분으로 골격 계에 가득해서 압력이 높아진 수화기가 명문을 통해서 단전으로 밀려들어 오도록 한다. 그렇게 단전에 모여서 기의 구체를 형성하도록 한다.

수화기공 : 행기

수화기의 힘은 너무나도 강렬해서 이렇게 단전에 모은 후에 바로 수공에 들 수가 없다. 그렇기에 행기를 통해서 그 힘을 부드럽고 조화롭게 만들어야 한다.

구결은 '승강개합 도인토납'이다.

역복식 호흡으로 깊이 숨을 들이 마시면서 배를 수축시키고 동시에 단전의 수화기를 전신에 가득 차도록 팽창시킨다. 마치 몸이라는 풍선에 공기를 가득 넣듯이 수화기에 의해 온몸이 팽창하는 느낌이 나도록 한다. 다음으로 숨을 내쉬면서 배를 이완하고 다시 전신의 기운을 하단전에 기의 구체로 수렴시킨다.

이를 처음에는 3~9회 정도의 호흡으로 행하고, 차차 늘려서 27회 호흡까지 늘려 간다.

수화기공 : 수공

개합토납을 하면 기운이 단전의 기혈로 되돌아오게 되며 연공자는 고요한 내부호흡(태식)으로 입정에 들게 된다. 고요한 입정에 머물다가 출정을 한 후에 의식으로 기운을 남자의 경우 좌 하방(여자의 경우 우 하방)으로 보내면서 의식 속에 기운이 서서히 숨어들도록 한다. 그리고는 천천히 연공을 마무리한다고 선언하고서 몇 분간 가벼운 산책 등을 행하도록 한다.

3. 묘유주천

묘유주천은 밀종기공의 영향으로 이루어진 것이다.

주로 밀종의 삼맥 중에서 좌우기맥을 단련하는 것으로써 무당파의 전통 공법인 태을순양내단공의 묘유주천을 중심으로 구성을 하였다.

진기혈이란 배꼽과 명문을 이은 선의 전칠후삼 부위를 말한다.

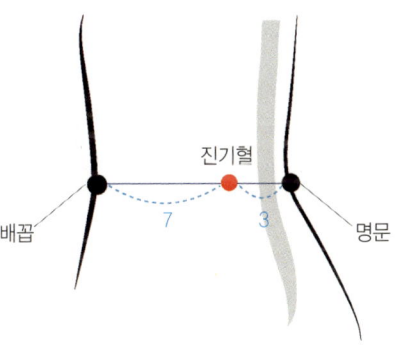

(1) 흡기 시에 진기를 조규(천목)에 놓고서 호기와 동시에 신광과 함께 임맥으로 기운을 내려서 진기혈에 이르도록 한다. 진기혈을 내시해서 발열감이 생기도록 한 후에 흡기 시에 신광으로 진기를 저절로 일어나도록 해서 좌협부로 올라서 단중혈의 좌측 3촌 정도 부위로 올랐다가 좌측 어깨와 좌측 귀를 지나 백회에 이르게

하고, 호기와 함께 반대로 오른쪽으로 내려서 진기혈에 이르게 한다. 이렇게 26호흡을 하며 이를 진양화라고 한다. 또한 다시 흡기 시에 우협으로 기를 올려서 반대로 행하며 이를 24회 하는 것을 퇴음부라고 한다.

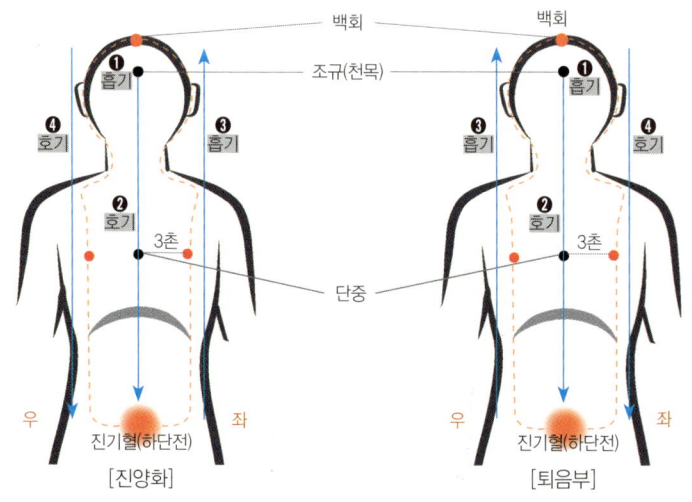

(2) 위에 이어서 흡기 시에 단전에서 일어나는 기감으로 좌협부를 통해 백회에 올리고, 다시 호기 시에 이를 내리는데 이번에는 진기혈까지가 아니라 우측 발바닥의 용천혈까지 내린다. 흡기 시에 이번에는 좌측 발바닥에서 기시해서 좌협부로 올라서 백회에 이르고, 호기 시에 우측 발바닥 용천에 이르도록 행한다. 이를 36회 행하며 이를 진양화라고 한다. 다시 방향을 바꾸어서 오른쪽 발바닥에서 기시해서 이를 반대방향으로 24회 행하며 이를 퇴음부라고 한다.

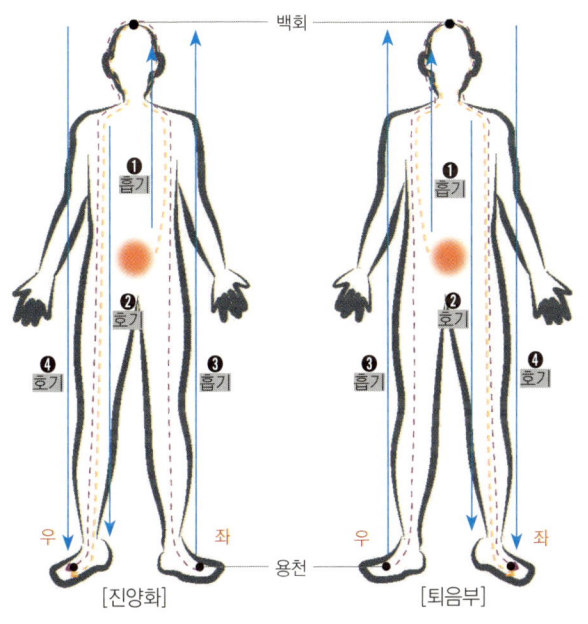

4. 황도주천

황도주천은 많은 경우 대주천을 말한다.

다음은 일본인 기공사 고등총일랑 선생의 소주천과 대주천에 대한 정의이다.

〈소주천의 조건〉
① 의식에 의해서 기를 돌린다.

② 기는 피부의 표면에 가까운 곳을 지난다.

③ 기는 임·독 두 맥만을 돈다.

④ 명상 중에 기의 흐름만을 느낀다.

⑤ 호흡은 의식적으로 행하는 무식, 어느 정도 진행하면 길게 차분한 문식으로 변한다.

〈대주천의 조건〉

① 의식을 걸지 않아도 기가 돈다.

② 기가 몸의 중심에 있는 충맥을 밀어올려 두정을 연다.

③ 기가 전신을 돈다.

④ 명상 중에 빛이 보인다.

⑤ 호흡이 희미해지고 그친 것같이 느껴진다. → 진식, 태식

대주천공

이 공법은 기공사 왕일 선생이 공개한 가전 공법이다. 이 공법은 또한 무술공법이기도 하기에 전통무술의 타격법을 습득했을 경우 그를 강화한다. 또한 이 공법을 행하면 그 지역에 기의 필드가 성립되므로 장소의 선정에도 주의를 기울여야 한다. 가능하면 자연 속에서 행하는 것이 좋으며 한번 장소를 정하면 계속 그 장소를 사용하는 것이 좋다.

본래 공법에서는 백회를 사용하나 백회 사용시 편차가 많이 일

어나므로 범혈로 바꾸었다.

공법이 고급화할수록 수공이 어려워지며 중요해진다.

[수공(收功)]

① 장심을 위로 향해서 편하게 내려놓는다.
② 눈을 편히 해서 전방을 보며 귀는 팔방의 소리를 듣도록 한다.
③ 마음을 편히 한다.

[인기(引氣)]

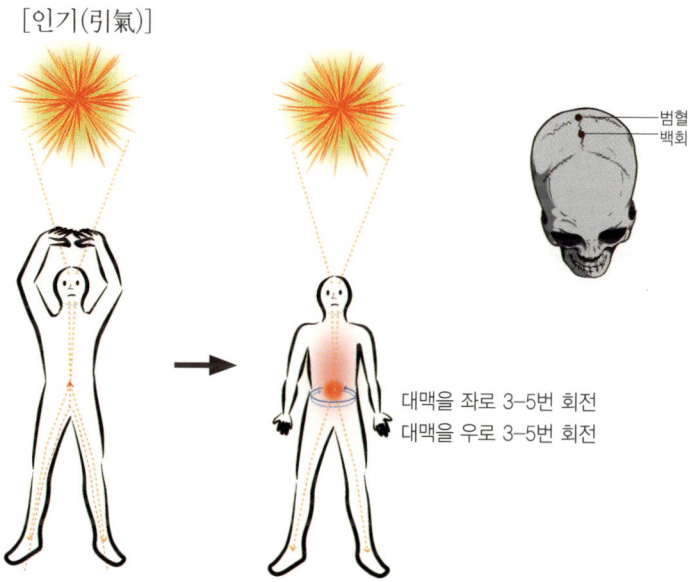

① 의수단전 하지만 사수(과도한 집중)하지 않는다.
② 천기가 노궁을 지나 범혈를 통해 체내로 들어와서 단전으로 하강하는 것을 심상화한다.

③ 지기가 용천을 지나 회음을 통해 체내로 들어와서 단전으로 상승하는 것을 심상화한다.

④ 천기에 지기가 더해져서 진기를 만들어 낸다.

⑤ 단전을 넘어서 기감이 느껴지고 내장에 열감이 강해지면 대맥을 따라서 좌우로 3~5회 정도 회전시킨다.

[확기(確氣)-포기(佈氣)]

① 인기를 충분히 한 후에 등을 펴고 명문을 의수하며 포기(기운을 주위공간으로 살포하는 것)를 준비한다.

② 인기를 통해 넘쳐나는 진기를 사방으로 발산한다.

③ 상승하는 기운을 세 방향으로 나누도록 한다.

④ 첫 번째는 소주천의 운행을 하고, 두 번째는 팔을 거쳐 노궁에 이르고, 세 번째는 범혈를 향해 나아간다.

⑤ 팔이 늘어나는 듯하고 노궁혈이 뜨거워지고 머리부위가 팽창하는 등의 기감이 느껴지면 기를 하늘로 발산한다.

⑥ ③번과 동시에 하강하는 기운을 두 방향으로 나누도록 한다.

⑦ 하나는 회음으로 내리고 다른 하나는 용천으로 내려서 기감이 강해지면 땅으로 발산한다.

⑧ 이렇게 해서 자신의 몸이 하늘과 땅과 연결되어 천지간의 기운과 함께 운공하도록 한다.

⑨ 기운을 단전으로 되돌려 수공한다.

중요한 것은 중급공의 단계를 지나며 입정이라 불리우는 의식 상태를 완성해야 하는 것이다. 많은 선도수행인들의 수행에 어느 단계 이상의 진전이 없는 것은 바로 이 의식의 전환인 입정을 제대로 하지 못하기 때문이다. 사실 많은 선도 계통서 의식의 변화 부분은 심법으로 전해주기에 그런 면도 많다.

많은 선도 수행서들이 수행의 단계에 따라 나타나는 생리적인 변화와 인식되는 감각을 중시하여 서술되었기에 대개의 경우 선도의 방식으로 의식의 수행을 하는 데에 문제가 있다고 여긴다.

기공의 수련이 깊어지면서 신체감각에서 의식이 기의 감각으로 옮겨가게 된다. 즉, 거친 신체의 감각보다 그 안을 흐르는 미세한 신체인 기의 감각이 더 명료하게 인지되어지는 것이다. 그렇게 되면 거친 의식을 포기해야 한다. 거친 신체의 감각과 거친 신체의 일부인 두뇌가 매개가 되어서 작용하는 의식이 있다면 미세한 신체인 기의 감각과 기의 신체가 매개가 되어 작용하는 의식(편의상 미세한 의식이라 칭함)을 깨워야 한다.

일단 진기운행 오보공과 연정화기와 연기화신공과 행기공과 묘유주천공을 마치면 기의 감각은 엄청나게 강화되고 대주천공에 이르면 천지간의 기운의 흐름과 함께 상응하게 된다. 이러한 상태에서 강화된 기감을 인지하는 거친 의식을 서서히 포기하는 것이다. 즉, 지금까지 자신이라 여기던 자신의 마음을 놓아 버리는 것이다.

이렇게 서서히 거친 의식을 포기하는데 너무 서두르면 혼침이나 무기라 불리우는 멍한 상태가 되어 버린다. 기감이 사라지지 않는 정도까지 의식을 놓아 버리면서 미세한 의식이 깨어나기를 기다리는 것이다. 이렇게 하다 보면 어느 순간 현재의 거친 의식과 에고는 사라지고 오직 기가 스스로 주장을 하며 기감 자체가 변화하여 미세한 의식작용이 일어나게 된다. 이때부터를 입정이라고 한다.

이렇게 깨어난 의식이 바르다면 바로 활자시와 진종자라 불리우는 생리적 현상이 일어난다. 바로 남성의 경우는 욕망이 없는 상태에서 발기가 되는 것이며 여성의 경우는 생리와 무관하게 가슴 등이 부풀어 오르는 현상이 일어난다.

일단 입정의 시작 시에 깨어나기 시작하는 미세한 의식은 아직 훈련의 여지가 많은 의식이다. 이는 우리가 막 태어나서 우리의 의식을 제대로 다루기까지 몇 년 이상 걸리는 것처럼 이 미세한 의식도 깨어나기만 하면 다가 아니라 오랜 기간 경험과 수행으로 다루는 법을 배워야 한다.

 일반적으로 거친 의식 차원에서 어떠한 통찰력이 생기더라도 어느 기간이 지나도록 그를 유지하기가 힘이 든다. 이는 우리의 의식은 거친 의식만이 아니기 때문이다. 그렇기에 여기서 미세한 의식을 깨워 미세한 의식 수준에까지 자신의 통찰이 이해되도록 하는 것이다.

 하지만 이 미세한 의식을 다루는 법이 익숙해지면 미세한 의식보다 더 깊은 정묘한 의식이라 불리우는 의식을 깨워야 한다. 이것이 많은 선도서에서 말하는 양신이다.
 그러므로 중급 기공의 완성은 특정 기감에 있는 것이 아니라 입정을 이루는 것이고, 이는 미세한 의식이 깨어나며 현재의 나를 버리는 것이다.

 대개 중급 기공의 마지막인 대주천공을 마치면 천기조화까지도 가능하게 된다. 중급 기공 중의 마지막인 대주천공의 포기공을 하면서 구름을 갈라 본다. 그러면 갈라지며 자유로이 붙이고 떼고 할 수 있다. 제대로만 수행을 했다면 그 외에 치유술 등등을 자유롭게 행할 수 있다. 물론 이러한 것이 목적이 아닌 것은 당연하다. 중요한 것은 이 단계에서 입정을 행할 수 있어야 한다.

미세한 의식으로 수행을 해나가면 상당히 빠른 속도로 자신의 심성 변화가 오게 된다. 이는 거친 의식의 근저가 흔들리는 수행이기 때문이다.

5. 내단출태

내단출태의 경우는 서양의 아스트랄 프로젝션에서 자세하게 전하고 있다.
하지만 전통적인 방식을 우선 소개하도록 한다.

1) 결태

중급 기공을 마치고 미세한 의식이 깨어난 공효는 어두운 밤에 눈을 감고 있어도 머릿속이 환하다. 그리고 눈을 뜨면 주위에 흰색 연기나 안개 같은 빛의 입자로 이루어진 아지랑이가 보인다. 허실생백 또는 허공생백이라는 현상이다. 이것이 진짜 기가 있는 것인지 인지작용의 변화인지는 알 수 없다. 이것이 양광일현이다.

고요하게 있으면 이 빛의 안개가 점점 농도가 짙어져 간다. 그러다가 순간 번쩍! 하고 플래시 라이트가 터지는 것과 같은 강한 섬광이 나타난다. 이것이 양광이현이다. 보통 여기서 지화(의식의 사용을 멈춤)를 해야 한다고 말한다. 우선 그것에 대해서 말하기 전에 양광일현은 일어났는데 양광이현이 오랜 세월 나타나지 않는 경우에는 다음과 같은 편법을 쓴다.

눈을 힘을 주어서 꽉 감았다가 눈꺼풀을 떼지 말고 눈썹만 위로 빠르게 들어 올린다. 그러면 순간 눈앞이 환해진다. 중요한 것은 눈을 감을 때 정말정말 강하게 감아서 피가 몰려야 한다. 이렇게 해도 안 될 경우 눈을 힘주어 감고 손으로 눈을 누르고 있다가 손을 떼면서 위와 같이 눈썹을 위로 올린다. 이렇게 하면 눈앞이 환해진다.

하지만 그래도 안 되는 경우가 있다. 이 경우에는 눈을 뜨고 촛불을 응시한 후 눈을 감고 촛불의 잔상을 본다. 그리고 이 잔상의 빛을 의식적으로 움직이거나 밝게 하거나 어둡게 할 수 있으면 양광이현으로 본다.

양광이현이 일어나면 백색 안개를 하단전에 압축하도록 한다. 압축을 하면 어떤 사람은 이를 구슬로 보고 어떤 사람은 기의 덩

어리로 본다. 어느 경우나 상관이 없다. 다만 이것이 하복부에서 스스로 움직이는데 그 움직이는 궤도의 두 가지가 다르다. 그래서 이를 단과 환으로 구분해서 부르는 경우가 있지만 어차피 공효는 마찬가지이다.

이렇게 환단이 이루어지면 의식을 육체에서 환단으로 옮기는 것을 행한다. 그렇게 해서 충분히 의식의 이동이 가능해지면 환단을 미려에 가져다 놓는다. 그리고 환단으로 의식을 옮긴 후에 위쪽에 있는 백회를 그 위치에서 바라본다. 그러면 엄청난 크기의 척추와 뇌와 그 위의 두개골 봉합선이 보인다. 이렇게 확실한 시점 이동이 가능해지면 다음 단계로 넘어간다.

2) 출신

보통 양신과 음신을 나누어서 이야기하는데, 양신의 특징은 육체의 기를 받아서 활동하지 않으므로 서양의 유체이탈에서 말하는 실버 코드가 없다. 또한 완전하게 도교 사원에서 완벽한 조건하에서 이를 행하면 일반인들도 양신을 목격할 수 있지만 재가 수행자의 경우 자신의 거처가 풍수적으로 완전하지 않는 한은 그 정도까지는 불가능하다.

하지만 어느 경우에서라도 목격자가 민감한 경우에는 완전하게 목격이 가능하며 그는 실제 육체와 양신의 차이를 구분하지 못할 정도로 리얼하게 느끼게 된다. 일반인의 경우에는 어두운 장소이거나 저녁이거나 밤에는 오브(Orb)의 형태로 목격하고 왜인지 모르지만 수행자가 머릿속에 떠오른다. 낮에는 분위기나 존재감만을 느낀다. 둔감한 사람은 그냥 분위기나 존재감 정도만 느낀다.

아스트랄 프로젝션은 보통 음신이탈이라고 하며 에너지를 육체로부터 공급을 받는다. 또한 민감한 사람이 오브 등으로 목격하며 주위 환경에 따라서 완전한 현현이 가능하기도 하고 아니기도 하다.

이제 출신의 방법은 우선 환단을 상단전으로 올린다. 그리고는 두개골의 봉합선을 보는데, 이 갈라진 모습을 신비주의적인 사고방식을 가진 사람들은 삼태극으로 본다. 어떻게 보든 상관은 없다.

우선 백회가 아닌 후두골쪽의 봉합 부위인 범혈을 개방한다. 그리고는 잠시 기다린다. 아무런 부정적인 느낌이 없으면 이번에는 빛을 내보낸다. 그리고는 잠시 기다린다. 아무런 부정적인 느낌이 없으면 이번에는 환단을 내보낸다. 그리고는 잠시 기다린다. 아무런 부정적인 느낌이 없으면 환단으로 의식을 옮긴다. 그리고는 잠시 기다린다.

다음으로 마음의 눈을 뜬다. 그러면 흰색이거나 황금색의 빛의 안개만 보인다. 그러면 잠시 그 빛의 안개를 바라본다. 다음으로 손을 보도록 한다. 그러면 빛의 안개 속에서 손이 보인다. 다음은 다리를 본다. 그리고 마지막으로 몸을 바라본다.

보려는 의도가 있는 곳만 보이고 나머지는 빛의 안개에 쌓여져 있다. 또한 이 시각은 보려고 하는 것에 장애물이 있어도 넘어서 본다. 예를 들면, 다리에 가려서 안보일 바닥도 보려고 하면 다리는 안 보이고 바닥이 보여진다.

양신으로 처음 나가게 되면 이상한 나라의 앨리스가 된다. 이유는 아직 양신의 오감체험 프로세스가 익숙하지 않아서 그렇다. 그렇기에 100일간 머리 위에서 시각과 청각과 촉각을 사용하는 법을 익혀야 한다.

사람에 따라서 자신의 육체가 안 보이는 경우도 있다.

100일간 하루에 한 번 출신을 하며 기운이 안정적이지 않은 경우에는 출신을 행하지 않는다. 또한 빛의 밝기가 약해지면 출신을 멈추고 거두어들인다. 이렇게 빠지는 날들을 제외하고 모두 합해서 100일을 채워야 첫 번째 단계를 마치는 것이 된다.

다음으로 6개월간은 방안에서 움직이도록 한다. 이때 양신으로 운동을 한다. 앞의 기간 동안 오감을 단련했다면 이때부터는 운동지각력을 단련한다. 태극권이나 팔괘장을 해도 되고 단순하게 국민체조나 제자리 달리기나 팔굽혀 펴기나 원한다면 피티체조를 해도 된다. 이때는 하루 5회 정도 출신을 한다.

그다음의 6개월은 집안에서 움직이도록 한다. 이때부터는 방향감각이라든지 물건의 위치나 체험한 사실에 대한 기억유지 등을 훈련하도록 한다. 하루 6회 정도 출신을 한다.

그다음의 1년간은 집 밖을 나가서 집 주위를 배회해 본다. 체험한 것을 다시 육체로 돌아온 후에 확인을 해보는 과정을 되풀이해서 양신의 물질적 체험에 대한 확신을 갖는다. 하루 7회 정도 출신을 하며 여기까지는 오직 낮에만 출신을 한다.

이렇게 하면 약 3년 가까이의 시간이 흐르게 된다. 보통 이 과정을 삼년포유 또는 삼년유포라고 한다.

3) 아스트랄 프로젝션

다음의 방법은 일본의 아스트랄 프로젝터인 오오사와 요시타카 선생의 방식을 소개한다. 앞서의 여러 가지 기공법을 모두 마쳤다면 그리 어려운 것이 아니다.

우선 머리 위와 발밑과 가슴 한가운데에 빛의 구슬이 있다고 상상한다.

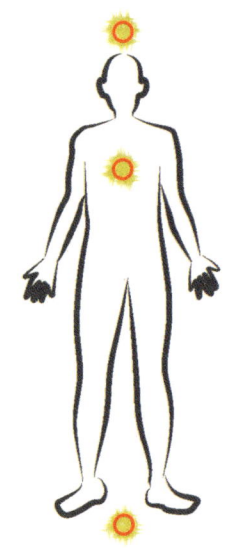

우선 머리 위의 구슬에 의식을 두고 숨을 들이마시면서 가슴의 구슬로 의식을 옮긴다.
다음에 숨을 내쉬면서 발밑의 구슬로 의식을 옮긴다.

다시 발밑에서 숨을 들이마시며 가슴의 구슬로 의식을 옮긴다.
숨을 내쉬며 머리 위의 구슬로 의식을 옮긴다.
이것이 쉽게 되면 다음 단계로 넘어간다.

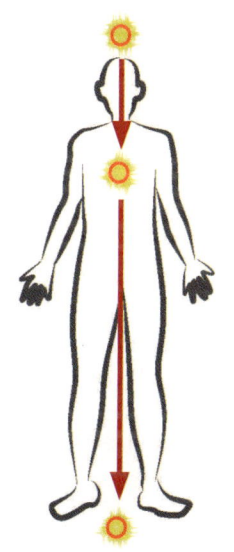 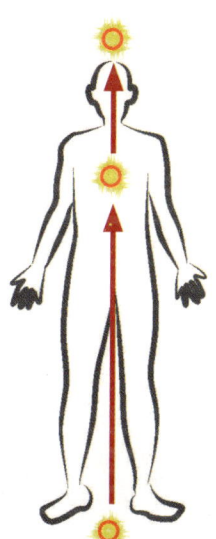

숨을 내쉬면서 신체 전면부의 선을 만들면서 다리 아래의 구슬로 의식을 이동시킨다.

숨을 들이쉬면서 신체 후면부의 선을 만들면서 머리 위의 구슬로 의식을 이동시킨다.

이렇게 해서 전면과 후면의 허공 상에 기의 선이 충분히 느껴질 정도로 만들어지면 다음 단계로 나아간다.

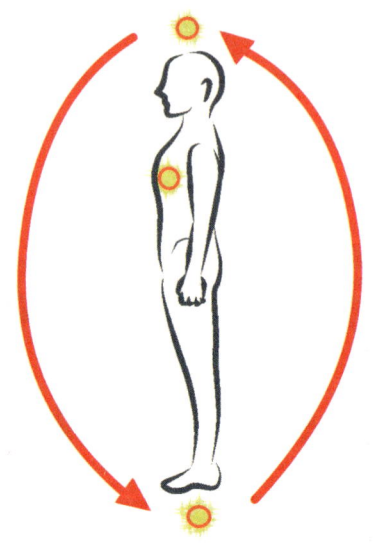

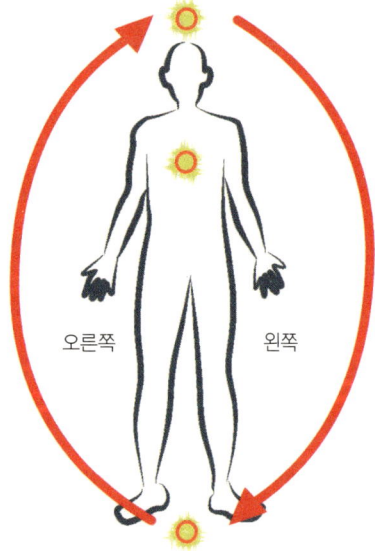

오른쪽　　　왼쪽

마찬가지로 숨을 내쉬면서 머리 위에서 좌측 공간상에 기의 선을 만들면서 다리 아래 구슬로 의식을 내린다.

이어서 들이마시며 우측 공간상에 기의 선을 만들면서 머리 위 구슬로 의식을 올린다. 역시 주위 공간에 기의 선이 선명하게 느껴지면 다음 단계로 나아간다.

숨을 내쉬며 머리 위에서부터 나선형으로 기의 선을 공간상에 만들면서 다리 아래 구슬로 의식을 옮긴다. 숨을 들이쉬면서 다리 아래에서 나선형으로 올라가서 머리 위의 구슬로 의식을 이동시킨다. 이러한 스파이럴 기의 선이 강하게 느껴지거나 주위 공간에 기의 장이 강하게 느껴지면 다음 단계로 간다.

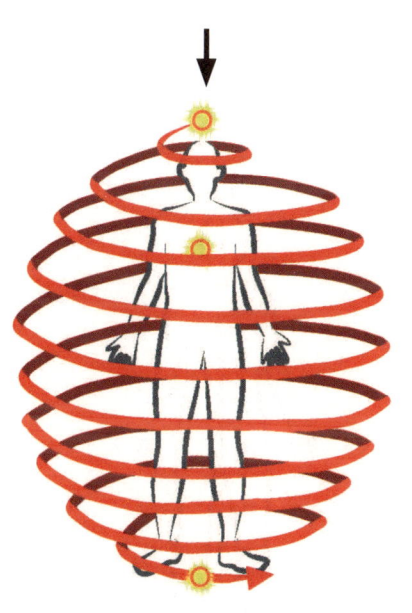

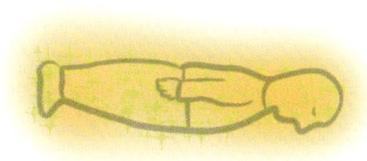

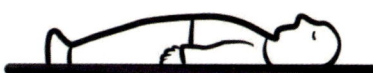

자신의 몸 위에 빛의 몸을 만들고 기감이 느껴질 정도까지 에너지를 집중한다.

그런 후에 의식을 다리 아래 구슬로 옮긴 후 빛의 몸의 다리 아래 구슬로 이동한 후에 빛의 몸의 가슴의 구슬로 올라갔다가 머리 위의 구슬로 올라간다.

그리고나서 제일 첫 번째 했던 훈련을 빛의 몸에서 한다.

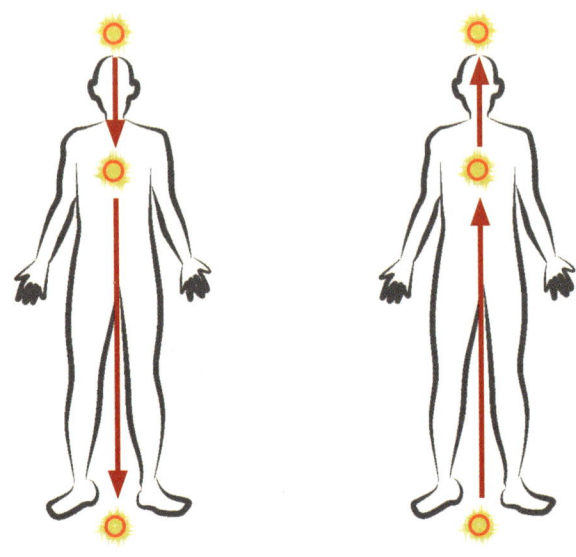

이렇게 한 후에 이제 빛의 몸에서 마음의 눈을 뜨고 손을 바라보고 몸을 바라보도록 한다.

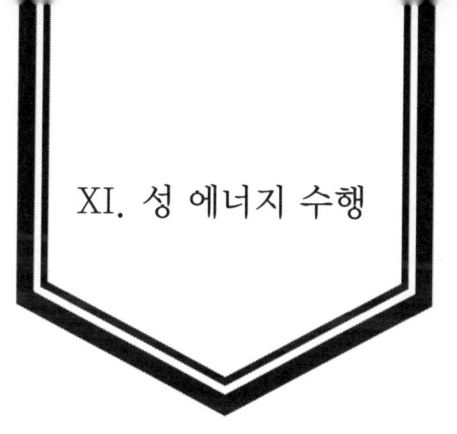

XI. 성 에너지 수행

성 에너지 수행이란 성관계 시에 행하는 것으로 이를 통해서 여성은 깊은 영성적 상태를 체험하고 남성은 여성이 발생하는 영성적인 에너지의 혜택을 보게 된다.

- 정상위 포지션

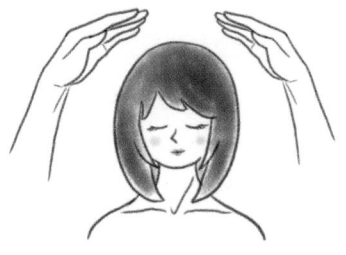

여성을 껴안고 하는 것이 아니라 머리 위쪽에 손을 가져다 놓는 것이다. 그런 후에 기초공의 방식대로 기를 운행한다.

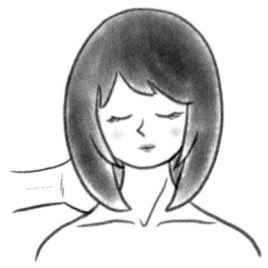

목 뒤에 손을 두거나 껴안는 것이다.

동일하게 기초공을 행하며 여성의 대추혈에 기를 넣어준다.

- 후배위 포지션

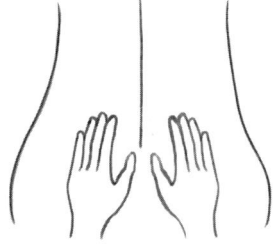

여성의 꼬리뼈 위에 양손을 가져다 대는 것이다.

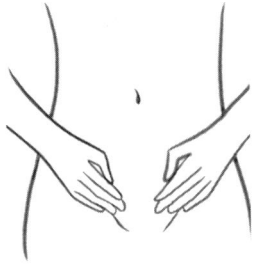

여성의 가랑이 선인 치골선 라인에 손을 가져다 놓는 것이다.

- 여성 상위 포지션

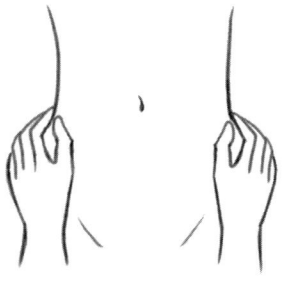

힙을 아래쪽에서 받치게 되면 힘이 드니 측면에서 살짝 받치듯이 하는 것이다.

- 측와위 포지션

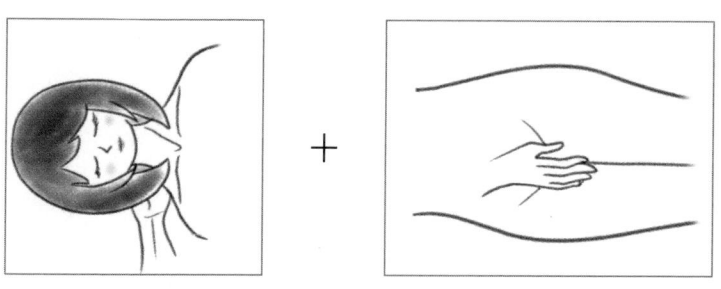

한 손은 여성의 목 뒤에 놓고 다른 한 손은 여성의 음핵에 가져다 두는 것이다. 음핵에 닿아도 되지만 너무 자극을 줄 필요는 없다.
또한 성기 접합부를 통해서도 기를 넣어주는데 약간의 율동성이 있는 리듬으로 넣는 것이 좋다.

이렇게 행하면 여성이 다음과 같은 심상을 체험하게 된다.

1단계 : 백색광 또는 은광 - 선도의 성광
2단계 : 황색광 또는 금광 - 선도의 명광
3단계 : 십자 또는 빛의 그물망

이러한 체험을 하며 기공을 수행하지 않은 여성도 오르가즘 시에 깊은 영성적 체험에 들어서게 된다.

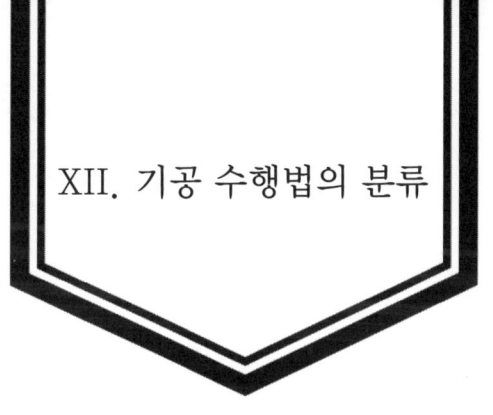

XII. 기공 수행법의 분류

기공정리 1 : 개요

● 기공이란?

몸과 마음과 호흡을 가다듬어(삼조三調) 기공태(성공性功)에 들어서 기의 생성과 자양(명공命功)을 하는 것

● 삼조(三調) : 조신(몸 고르기), 조심(마음 고르기), 조식(호흡 고르기)

◎ 조식(調息): 토납(吐納)

◎ 조심(調心): 의정(意定), 존상(存想), 행기(行氣), 존사(存思)

◎ 조신(調身): 도인안교(導引按蹻), 정정(靜定)

그렇기에 모든 기공은 위의 7가지 범주 안에 들어가게 된다.

- 기의 생성과 자양 (명공)

(1) 득기 – 기를 느낌

(2) 양기 – 기를 기름

(3) 연기 – 기의 변성

(4) 행기 – 기의 운행

(5) 포기 – 기의 확장

기공정리 2 : 기공태(성공) 중 입정

- 기공태 : 입정(고요함)과 송산(이완)

- 입정의 3단계

(1)착의(着意) : 원기계(元氣界) : 하삼계(下三界)

이 단계는 의식이 한 가지에 집중하는 단계이다.

의식이 다른 곳은 모두 이완되어 있고 오직 한 점에만 의식이 남아있는 것이다.

(2)수의(隨意) : 원광계(元光界) : 중삼계(中三界)

충분히 입정이 이루어져서 한 가지 집중처와 나머지 모두 충분히 이완이 되었을 때 무언가 열린다.

이를 통(通)한다고 하며 도교에서는 생사현관이 열린다고 칭해진다.

부모미생전의 진면목을 본다는 말로도 표현한다.

육체감각이나 의식작용이 없이 무수한 심상의 세계에 들어서게 되고 명공에서 연기단계를 지나 후천지기가 선천지기로 변성되는 과정을 거친 후에야 이 경계에 들게 된다. 성공과 명공은 서로가 서로를 밀고 당기면서 공의 깊이를 깊게 하는 것이다.

이러한 심상의 세계에는 허상과 실상이 혼재한다.

이 단계부터는 고층차라 불리는 경계기에 각 유파마다 각자의 비전이 존재하며 여기에 허상과 실상을 구분하는 법도 포함된다.

일반적으로 고요히 마음을 움직이지 않으면 허상을 서서히 사라지고 실상이 나타나게 된다.

(3) 무의(無意) : 원음계(元音界) : 상삼계(上三界)

원광계에서 빛으로 가득한 실상을 접했다 해도 그를 넘어서는 공부가 필요하다.

무의단계를 보통 대정(大定)이라고 칭한다.

대정 시에는 기주맥정(氣住脈停) 현상이 발생한다.

모든 상대가 초월된 절대의 세계라고 말해지는 체험이다.

기공정리 3 : 기공태(성공)중 송산

● 기공태 : 입정(고요함)과 송산(이완)

● 송산이란?

세로 방향(경도)의 이완을 송(松)이라고 하고, 가로방향(위도)의 이완을 산(散)이라고 한다.

머리부터 발끝까지의 방향 또는 반대로 발끝에서 머리 위로의 방향으로 이완하는 것이 송, 체표에서 신체 중심으로 또는 신체 중심에서 체표로 이완하는 것이 산이다.

도교의 기맥은 대개 세로 선을 위주로 가로 선을 보조로 하지만, 밀종의 기맥은 가로선을 위주로 하고 세로 선을 보조로 하기에 송산의 개념이 생긴 것이다.

기공정리 4 : 기의 생성과 자양(명공)

● 기의 생성과 자양

(1) 득기(得氣) - 기를 느낌

연공 16촉

동 – 움직이는 느낌

양 – 가려운 느낌

량 – 시원한 느낌

난 – 따뜻한 느낌

경 – 가벼워지는 느낌

중 – 무거워지는 느낌

활 – 매끌매끌해지는 느낌

삽 – 거칠거칠한 느낌

도 – 흔들리는 느낌

의 – 파도치듯 물결치듯 하는 파동형 느낌

냉 – 찬 느낌

열 – 뜨거운 느낌

부 – 뜨는 느낌

침 – 가라앉는 느낌

견 – 단단해지는 느낌

연 – 부드러워지는 느낌

(2) 양기(養氣) – 기를 기름

득기에서 얻어진 기감이 점차로 확장

더 강화되기도 하고 여러 가지 느낌이 함께 나타나기도 하며 국소적인 느낌이 전신적으로 나타나기도 한다. 이렇게 내기가 점차로 자라나는 과정이 양기이다.

    기공태에서 말한 입정과 방송이 이러한 기의 생성과 자양을 만들어 내는 것이라는 의미이다.
    입정과 방송이 이루어진 기공태에 들면 생명력의 잉여분이 많이 남게 된다.
    이 잉여분이 점차로 몸에 쌓여 나아가는 것이 내기(內氣)이다.

    밖에서 기를 끌어들인다든지 하는 것이 아니라 내가 충분히 휴식하기에 남는 생명력이 몸에서 활동하는 것이다. 기공에서의 양기는 기감을 느끼고 이를 확장하는 것이 아니며, 기감이 느껴지고 이 느낌이 확장되어 가는 결과를 보고서 나의 수행의 진척을 가늠하는 것이다.

(3) 연기(練氣) - 기의 변성

    양기가 충분히 이루어지면 내기가 쌓여서 몸 밖으로 배출되려하게 된다. 이때 이렇게 쌓인 기가 배출되지 않기 위해서는 이 기운이 변성되어야 한다.
    기가 몸 밖으로 배출되는 것을 누기 또는 설기라고 한다.

    이 단계부터 각 기공 문파마다 고유의 방법들을 사용한다.

또한 이 단계부터는 수공(收功)이 상당히 중요해지며 여러 가지 공법을 혼용해서는 안 된다.

이러한 절차와 차서 때문에 이러한 단계를 유위법이라 한다.

(4) 행기(行氣) - 기의 운행

이렇게 변성된 기는 나의 미세의식과 하나가 되고, 나의 미세의식이 이러한 미세한 기운에 의부해서 이 기운을 움직이고 조절하게 된다.

보이지 않는 심상의 세계가 기의 조절을 통해서 목격되어진다.

이때 드러나는 심상의 세계에는 허상과 실상이 혼재한다.

허상이란 나의 자의식의 그림자가 만들어내는 것이고 실상이란 초상적인 고층차 세계의 실제 모습이다.

(5) 포기佈氣 - 기의 확장

이렇게 변성이 된 의식과 기운은 개체의 한계를 넘어서 확장되어 필드를 조성하게 된다.

충분히 실상의 세계에 들어서면 현실 공간에 그 필드가 직접적인 영향을 주게 된다.

기공정리 5 : 삼조

● 조식

(1) 토납 – 호흡조절법

납기 : 흡기 시에 의식을 두는 경우

토기 : 호기 시에 의식을 두는 경우

평식 : 호흡에 균등하게 의식을 두면서 호흡지간에 의식을 조절하는 경우

태식 : 호흡이 미세해져서 내호흡이 운용되는 경우

발성 : 비강 발성(콧소리)과 구강 발성(음성)을 사용하는 경우

● 조심

(2) 의정 – 의식을 한곳에 두어서 선정삼매에 들어가는 법

내의정 : 신체 내부의 한 점에 의식을 두는 경우

외의정 : 신체 외부 공간상에 의식을 두는 경우

념의정 : 숫자나 만트라(진언)나 기타 자신이 념하는 것에 의식을 두는 경우

(3) 존상 – 심상에 의식을 두는 법(일반적으로 관법이라 칭함)

내경존상 : 신체 내부를 상상으로 그려서 의식을 두는 경우

외경존상 : 신체 외부의 세계를 상상으로 그려서 의식을 두는

경우

(4) 행기 - 기의 운행에 의식을 두는 법

체내행기 : 신체 내부에서 기의 운행을 하는 경우

체외행기 : 신체 외부의 공간에서 기의 운행을 하는 경우

(5) 존사 - 자신의 사유를 추적하며 의식을 두는 법(생각이 일어남을 인지하는 법)

● 조신

(6) 도인안교 - 동작을 사용하는 법(승강개합추인선전의 8가지 조합)

승 - 올리기

강 - 내리기

개 - 열기

합 - 닫기

추 - 밀기

인 - 당기기

선 - 돌리기

전 - 비틀기

① 자행도인안교

- 투식 : 하나의 투로를 갖는 경우(태극권과 같은 경우)
- 단식 : 독립된 동작들로 이루어진 경우
* 분행식-독립된 동작을 하나씩 하는 경우(팔을 앞뒤로 흔들기 등등)
* 합행식-독립된 동작들을 엮어서 의미를 만드는 경우(폐를 보하는 동작을 하고 신장을 보하는 동작을 하고..)

② 자발도인안교

- 본체자발공 : 자신이 스스로 자발공에 들어가는 경우
* 무위법-연공 중에 양기와 연기단계에서 기의 활동이 경락을 넘을 때 저절로 일어나는 경우
* 유위법-일부러 자발공을 일으키려는 의도를 가지고 일어나는 경우

- 유도자발공 : 타인이나 외부영향에 의해 자발공에 들어가는 경우
* 심상유도-의식에 영향을 주어서 유도를 하는 경우
* 신체유도-동작에 영향을 주어서 유도를 하는 경우

(7) 정정 - 고요하게 앉거나 눕거나 서는 동작

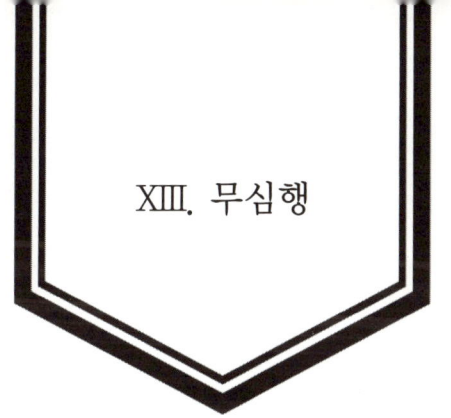

XIII. 무심행

1. 송산

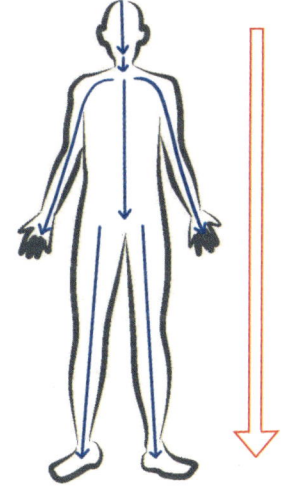

[송: 세로 방향으로 이완]

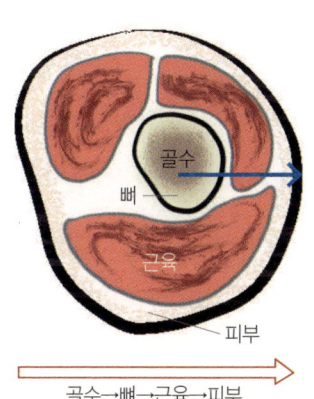

[산: 가로 방향으로 이완]

2. 방하착

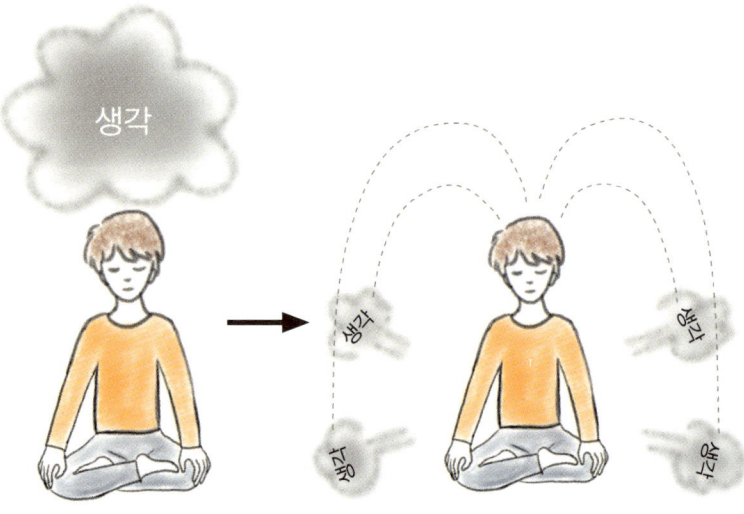

[방하착: 내려놓음]

3. 수행의 포기와 성취의 완성

송산과 방하착을 지키는 것으로 더 이상 기를 느끼거나 수행을 하거나 치유를 하려 하지 않아도 저절로 기운이 스스로 가야 할 곳으로 이르는 것이 바른길이 된다. 이에 대해서 장자는 남화경의 막고야 신인 무위우화에서 다음과 같이 말하고 있다.

"막고야에는 신인이 살고 있는데 피부는 눈처럼 희고 몸은 처녀같이 부드러우며 곡식을 먹지 않고 바람과 이슬을 마시고 구름을 타고 용을 몰아 천지 밖에서 노닌다. 그가 마음을 하나로 모으면 모든 이들의 병이 사라지고 곡식이 잘 자라게 된다.

신인의 덕은 만물을 화합시켜 하나로 하니 사람들은 그가 천하를 편안하게 하기를 바라지만 그의 터럭 하나로도 요와 순을 만들 수 있으니 천하를 위해 수고하지 않는다." 이렇게 모든 것이 하나의 거대한 큰 흐름이 있음을 알고 그곳에서 소요하는 것이 기공의 마지막 귀결처가 아닌가 한다.

결어

「기공과 에너지 힐링」에는 과거로부터 현재까지 이어져 오는 여러 가지 힐링 기법들을 총망라하려고 노력했다. 그러다 보니 충분히 깊이 다루고 지나가지 못한 부분들도 있는 것도 사실이다. 하지만 일단 전반적인 기공과 에너지 힐링이 무엇인가에 대한 소개와 함께 가능하면 구체적인 방법들을 공개하는 것에 의의를 두려고 한다. 본 서의 여러 가지 행법들은 모두 숙달해야 하는 것이 아니며 최소한으로 숙달해야 하는 것은 단지 다음의 몇 가지이다.

이것을 할 수 있으면 점차로 높고 깊은 경지에 도달할 것이다.

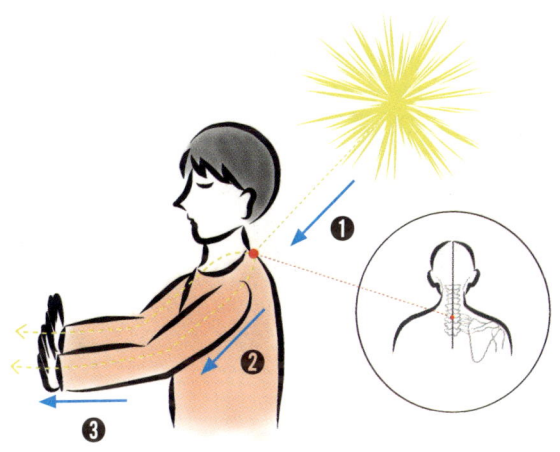

이러한 방식으로 기운이 소통되도록 진언이나 숫자 등을 외우고 기를 작동시키면서 힐링을 하는 것이다. 에너지 힐링의 목표는 다음과 같은 현대인들의 에너지장을 정화해주는 것이 전부일지 모른다.

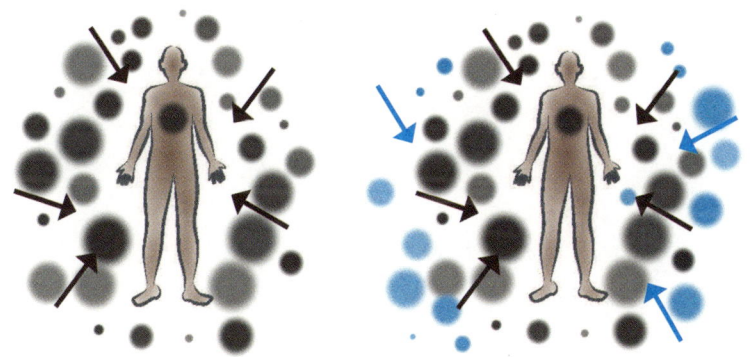

나쁜 에너지들이 정체되어 있으면 좋은 에너지를 받을 수 없다

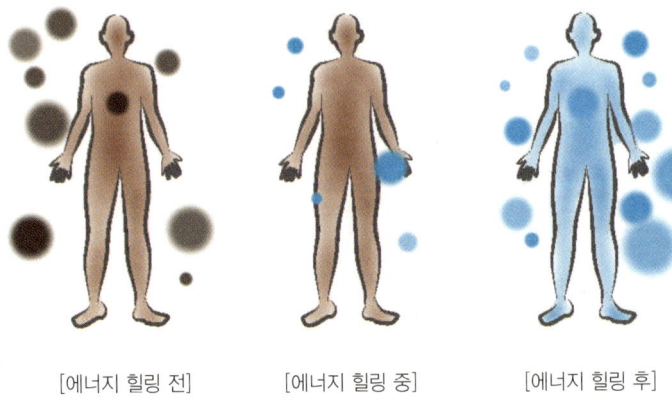

[에너지 힐링 전]   [에너지 힐링 중]   [에너지 힐링 후]

에너지 힐링은 정체된 에너지와 나쁜 에너지를 제거해 준다

    이렇게 해서 사람들이 정화가 되고 좀 더 맑고 밝은 세상을 함께 만들어갈 수 있을 것이라 여긴다. 그러므로 우선은 이러한 한 사람의 기공사나 에너지 힐러가 되는 것을 목표로 하여 점차로 높고 깊은 경지에 이르러 갈 수 있을 것이다.

    그러한 과정에서 본 서적이 좋은 반려자가 될 수 있기를 바라는 마음이다.